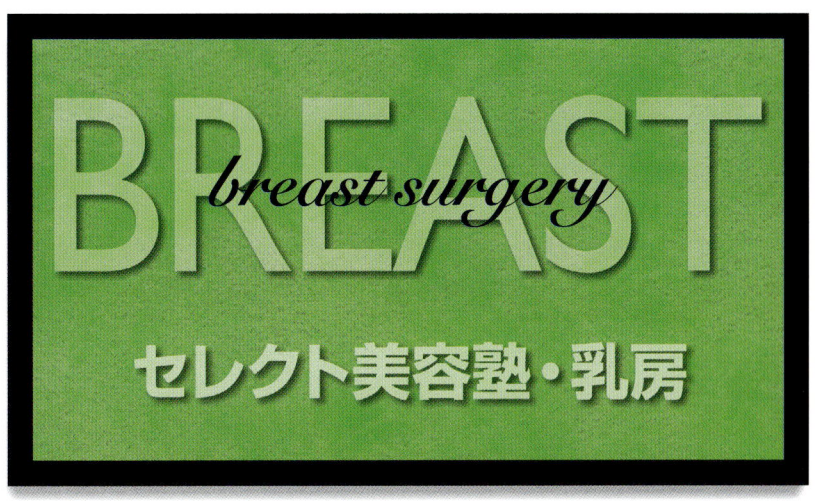

編著 美容塾

克誠堂出版

は じ め に

　手術が好きな外科医にとって美容外科は、甘く芳しくもかすかに毒のあるとても魅力的な分野ではないでしょうか。人の造作を美しい形に創りかえるという神への挑戦のような気持ちと、それに対する畏れとが入り交じるどきどきした感じは、なんとも言えないものがあります。

　ですが実際の手術はとても難しく、またすればするほど、わからないことも増えてきます。そうしたとき、先達の助言や教科書、文献といったものもたいへん役に立つのですが、もっとストレートでインタラクティブな情報交換をしたいと思っていました。そんななか、2002年頃より美容外科手術に興味を持つ医師たちが集まり、"美容塾"なる勉強会を始めることとなりました。ここで、それぞれの症例や経験をつきあわせて検証してゆくことを行っていったところ、少しずつですが、日本人に対する美容外科手術が整理されていきました。

　このたび、今までに美容塾においてコンセンサスの得られた術式や考え方をまとめた、美容塾教本とも言えるものを出版する機会に恵まれました。美容外科手術はもとより体系化するには無理があるものですが、できるだけわかりやすい項目立てと図譜を用い、理解を助けるように配慮しました。

　本書は乳房の美容外科手術の教本ですが、このたびは最もポピュラーでありながら最も難易度が高いとも言える豊胸術に限って取り上げています。1、2章では基本的な手技を、3章では実際の症例を示しながらひとつのストラテジーに至る考えの過程を示しました。

　美容外科手術はもちろん医療の一分野でありますが、多分に芸術的な資質も必要とされる外科です。そこには、センス、こだわり、修練といったおよそevidence based medicine（EBM）とは対極にある職人的な要素も大きなウエイトを占めています。本というメディアではなかなかそこの部分まで伝えることは難しいのですが、本書が皆様のスキルアップ、ブラッシュアップに役立ち、また自分の技量にあった手技を駆使して患者さんの要求に応えて頂くための助けになれば幸いです。

　最後に本書をまとめるにあたり、多大なるご協力とご助言を頂いた亀井眞先生（共立美容外科宇都宮院）に心より深謝いたします。

　また本シリーズをまとめるにあたり、克誠堂出版の大澤王子氏にはたいへんご尽力頂きました。御礼申し上げます。

2008年3月

著者一同

もくじ

序章 Preoperative considerations ... 1
1. 解剖・部位の名称、プロポーション ... 2
2. 術前のチェック項目と測定方法 ... 7
3. 術前の処置、麻酔 ... 11

1章 Classification ... 13
■ 乳房形態の分類 ... 14

2章 Basic Techniques ... 19
1. 術前のインフォームド・コンセント ... 20
2. インプラントの選択と術後形態の予測 ... 23
3. インプラントの種類 ... 29
4. アプローチ ... 33
5. アプローチ：乳房下溝切開 ... 35
6. アプローチ：腋窩切開 ... 38
7. 術後のフォローアップ ... 41
8. シリコンインプラントについて ... 42

3章 Clinical Cases ... 47
Case 1 Anatomical MM215cc ... 48
Case 2 Round 280cc ... 50
Case 3 Round 200cc ... 52
Case 4 Round 140cc ... 54
Case 5 Round 240cc ... 56

CONTENTS

Case 6	Round 200cc	58
Case 7	Round HP160cc	60
Case 8	Anatomical MM160cc	62
Case 9	Round 280cc	64
Case 10	Round 280cc	66
Case 11	Anatomical LL180cc	68
Case 12	Anatomical LM220cc	70
Case 13	Anatomical MM245cc	72
Case 14	Anatomical MF225cc	74
Case 15	Anatomical FL220cc	76
Case 16	Round MHP230cc	78
Case 17	Anatomical LM190cc	80
Case 18	Anatomical LM190cc	82
Case 19	Round 140cc	84
Case 20	Round 140cc	86
Case 21	Round 220cc	88
Case 22	Round 300cc	90
Case 23	Round 200cc	92
Case 24	Round 200cc	94
Case 25	Round 200cc	96
Case 26	Round 180cc	98
Case 27	Round MHP230cc	100
Case 28	Anatomical MM185cc	102
Case 29	Round 220cc	104
Case 30	Round 200cc	106
Case 31	Round 220cc	108
Case 32	Round 200cc	110
Case 33	Round 160cc	112
Case 34	Anatomical Rt : FM270cc, Lt : FL160cc	114
Case 35	Round 200cc	116
Case 36	Anatomical MF225cc	118

もくじ

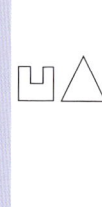

Case 37　Anatomical ML195cc 120
Case 38　Round 240cc 122
Case 39　Round 180cc 124
Case 40　Round 180cc 126
Case 41　Round 160cc 128
Case 42　Anatomical ML170cc 130
Case 43　Anatomical LM140cc 132
Case 44　Anatomical Rt : FM180cc, Lt : FL140cc 134

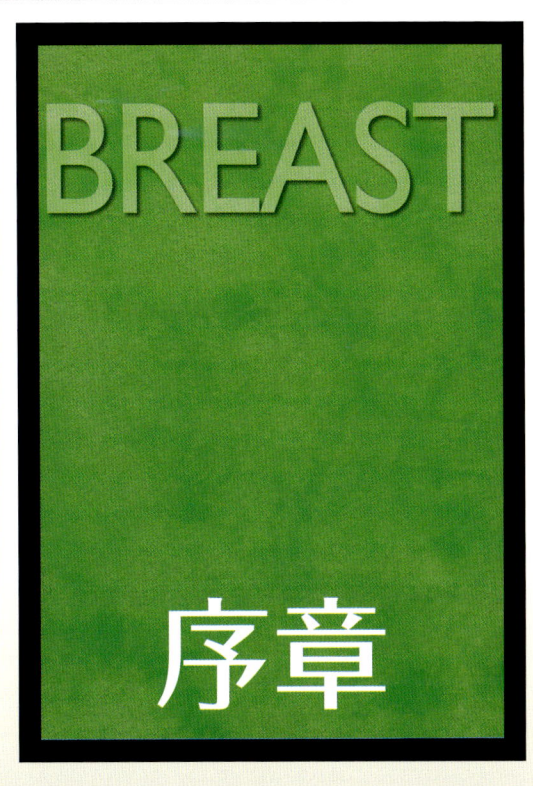

Preoperative Considerations

1　解剖・部位の名称、プロポーション

　東洋人の乳房は、白人にくらべて1. 小さい　2. 底面積が広く、厚みが薄い　3. 乳輪乳頭が小さく、下方に位置している、という特徴がある。また、傷に対して比較的こだわりが強い傾向がある。

■解　剖

　乳房は第2～6肋骨の高さで、内側は胸骨外側縁、外側は中腋窩線まで存在する授乳器官である。約2/3は大胸筋の表面に、1/3は前鋸筋上にあり、線維性の結合組織が表面では真皮に、深部では胸筋筋膜に達しており、クーパー靱帯（Cooper's ligaments）をつくる。乳房の主体は乳腺実質と脂肪である。

　女性ホルモンのバランスに左右され、月経の前後で大きさ、硬さが変化する。

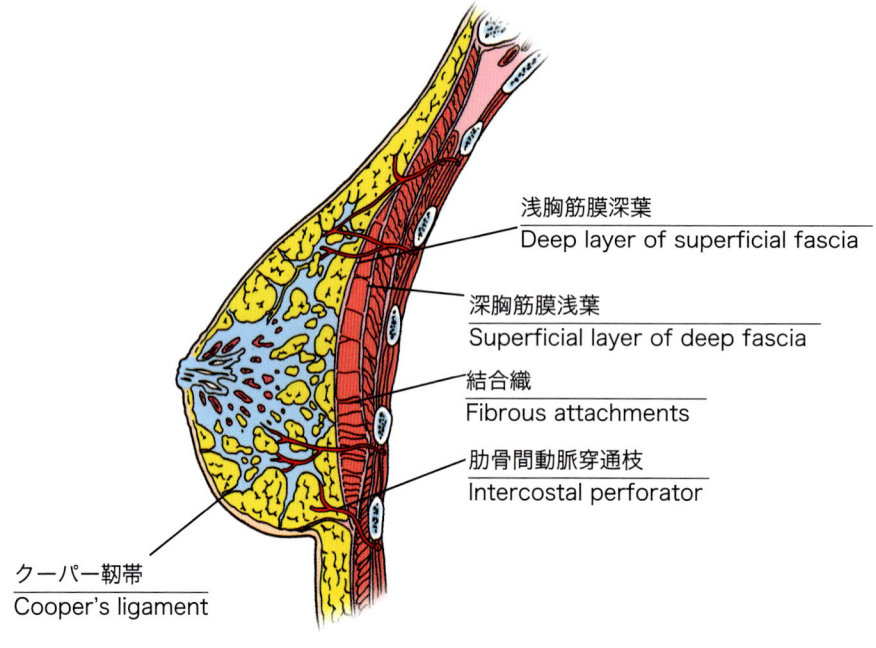

図1　解剖

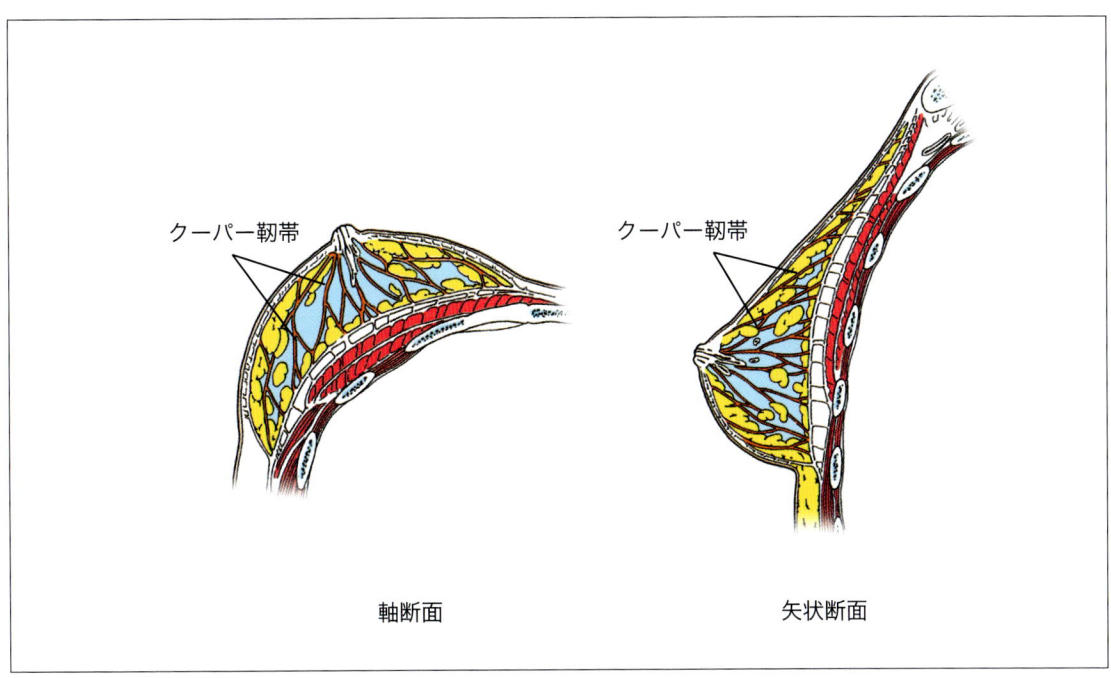

図2　クーパー靱帯

■筋　肉

　乳房組織を支持する筋肉は、広頚筋、大胸筋、前鋸筋、外腹斜筋、腹直筋前鞘である。

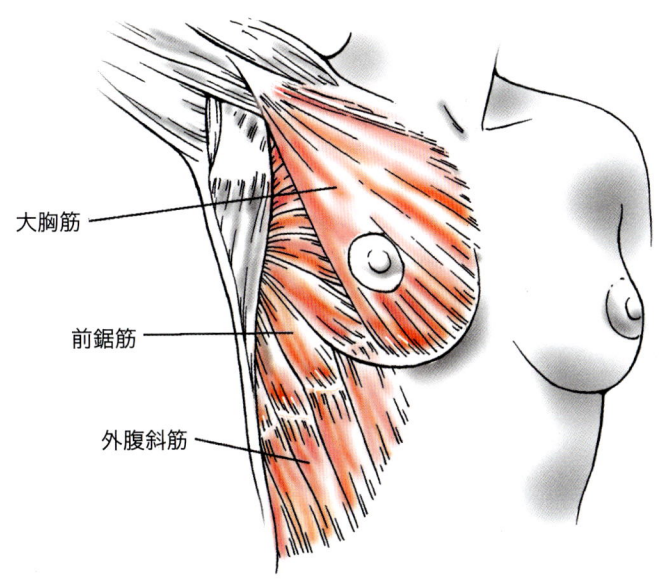

図3　筋肉

■血 管

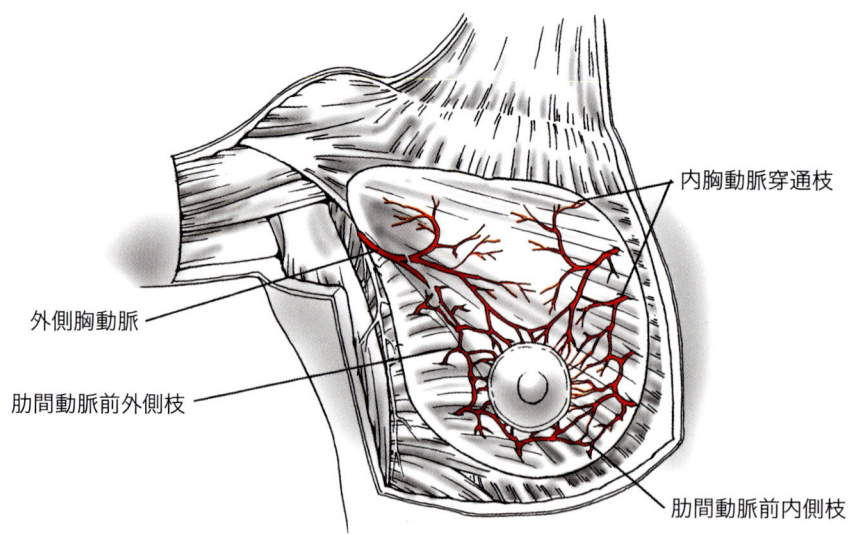

図4 血管

　乳房はいくつもの血管が豊富な側副血行路を持って分布しており血行は非常によい。
　腋窩動脈の枝である外側胸動脈は乳房の上外領域を栄養する。一方、内胸動脈、肋間動脈から分枝して大胸筋から皮膚へと立ち上げる何本もの穿通枝が乳腺の上方、中央、下方に分布している。

> (•o•) 大胸筋下にインプラントを挿入する豊胸術においては、これらを傷つけることはないが、乳腺下を剥離してインプラントを挿入する豊胸術ではこれらが切断されるため、乳腺下があまり血行豊富でない筋膜となって、感染や被膜拘縮を引き起こしやすい状況が作られることがある。

　内胸動脈穿通枝は第2～6肋間より立ち上がるが、個人差はあるものの第2、3穿通枝が最も太く、上内側の乳房の分布し、これが乳房血行支配の中で最も優位となっている。

> (^-^) 乳房下溝からの豊胸術や内視鏡を用いた豊胸術であれば、乳腺下を剥離したとしてもこれらの血管を切断する必要はないが、腋窩からの盲目的な剥離ではこれらの血管を傷つけ大出血を起こすことがあるので注意！

> (*-*) 縮小術においても、superior-median pedicle が頻用されるのは、これらの血管が保護されて血行が保たれるため安全性が高いからである。

　肋間動脈穿通枝は感覚神経、静脈を伴走し、第3～6肋間から立ち上がり乳房の外側の血行を支配する。また乳房下側領域に分布する穿通枝は、第4肋間から立ち上がり1～2mmの太さである。

(・o・) これらは inferior-central pedicle の乳房縮小術を行うときの茎に含まれ乳輪乳頭の血行を下部より保つ。

乳輪乳頭はこれらの穿通枝が周辺にさらに分枝し皮下血管網を形成するため、血行が非常に発達している。

■神 経

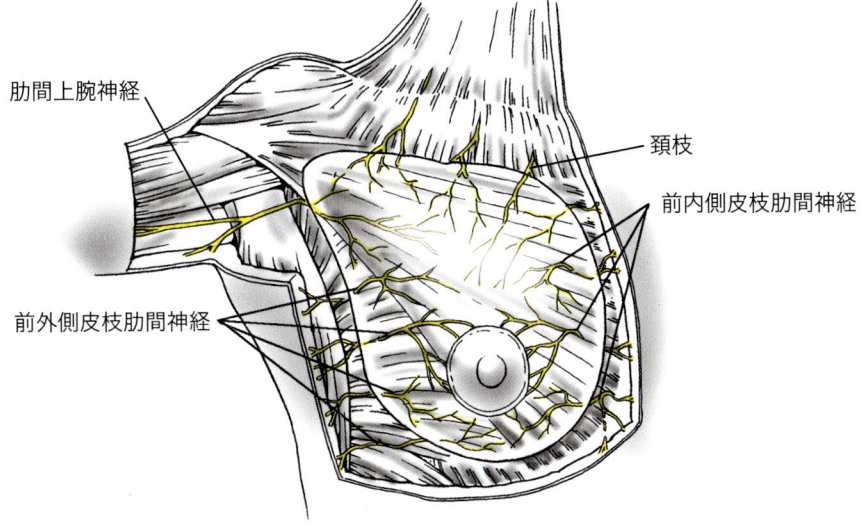

図5 神経

乳房の知覚には2つのものがある。触覚・2点識別覚や振動・温冷覚といった一般的な知覚と乳輪乳頭のもつ性感である。一般的な触覚や温冷覚はたとえ性感が消失してしまっても残存する。乳房のこれらの知覚は内側、内外側、外側方向からの肋間神経皮枝により司られている。

頸神経叢からの鎖骨上枝は、広頸筋上を走り乳房の上方皮膚の感覚を支配する。

第3～6前外側肋間神経は乳房から外側から中央部の皮膚の感覚を司る。この神経は頸神経叢からの前内側肋間神経とオーバーラップして分布する。

第2肋間神経は肋間上腕神経とも呼ばれ、腋窩の脂肪織から腋窩を横切って上腕内側へと走行する。

(^-^) 腋窩からの豊胸の際、剥離操作が大胸筋の外側縁よりも外側に深くいってしまった場合、この肋間上腕神経がダメージを受け、感覚鈍麻が起こることもある。

(*_*) 外側皮枝が乳房切除や豊胸、縮小術中に前鋸筋上で切られてしまった際にはかなり疼痛の激しい神経腫ができることがある。これらの神経腫はマステクの創や豊胸のカプセル中に認められる。

第2〜6前内側肋間神経は、乳房の内側と胸骨前面の神経支配を司る。これら内側枝は中央部へと伸び、第3〜5前内側肋間神経は乳輪乳頭の感覚も支配する。
　乳輪乳頭の神経支配は当初第4前外側肋間神経によるとされていたが、第3と第5前外側肋間神経もこれに関与している。このように、内外側から数本の神経が分布してネットワークを形成しているため，これらのうち1本がダメージを受けても乳輪乳頭の感覚鈍麻にはならない。

2 術前のチェック項目と測定方法

　豊胸、縮小、挙上術を決定する際、あるいは手術の際には、患者の乳房を詳細に観察する必要がある。また、正しいインプラントを選択し、患者のプロポーションに合致した大きさ、位置に乳房を作るためには測定が大きなポイントとなる。以下に評価項目、測定方法をあげた。

■形　状

　乳房の形状は、乳房乳輪乳頭それぞれの大きさや位置だけでなく、両側の対称性、バランスによっても評価される。写真での記録とともに評価を記載しておく。

- **乳房**：乳房の大きさ・形態、乳腺の大きさや形、周囲の脂肪組織のつき方、下垂度などをチェックする。幅（BW）・高さ（BH）・厚み（BP）の3点で評価すると同時に、丸みをおびた形、しなびた形といった評価も重要である。
- **乳輪乳頭**：位置と大きさを観察する。乳房の中のどこに位置するかだけでなく、両側乳輪乳頭の開き具合などに着目する。
- **乳房下溝**：はっきり確認できるか、乳輪乳頭の位置関係はどうかを評価する。時として左右非対称のこともあるので、それもチェックする。
- **大胸筋**：発達しているか否かにより、豊胸術の場合には挿入するインプラントの形態、大きさや挿入するレベルが変わったりする。
- **肩**：幅と両肩の下がり具合を確認する。
- **胸骨切痕・鎖骨**：乳房の対称性を得るために、鎖骨・胸骨切痕と乳輪乳頭の位置関係は一つの基準になる。
- **皮膚、軟部組織**：皮膚の厚さ、ゆるみはpinch testで確認する。前胸部の軟部組織の量により、肋骨が浮き出ていないかを確認する。

■**計測点**

　基本的計測は乳房の形態を知り、インプラントを選択し、術後の大きさを想定する上で非常に重要である。

　見た目だけでなく、測定により左右非対称が明らかになることもあり、極端な例では左右に挿入するインプラントの大きさや形を変える必要がある。写真撮影、計測値の両面から示すことも患者に現症を理解させる指標となる。

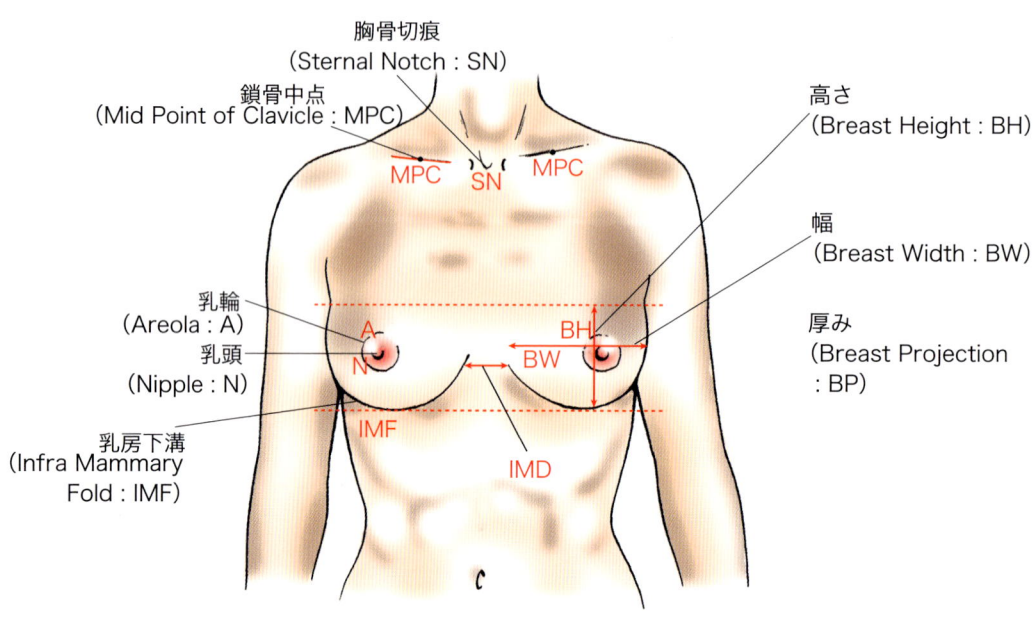

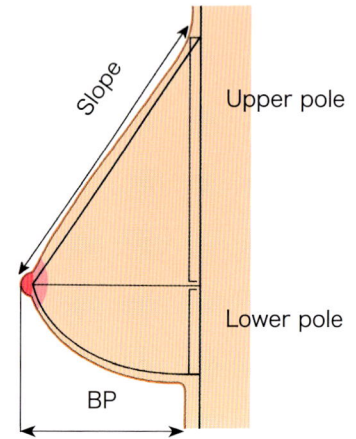

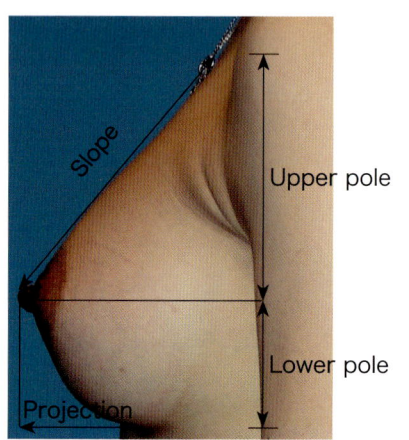

図1　計測ポイント

■計測方法

◎ 胸骨切痕（SN）を取り、そこから臍に向かって線を引く。これが正中になる。

◎ SNと両N間を結んだ△を **SN-N トライアングル**と呼ぶ。このトライアングルが正三角形に近いか縦に長い二等辺三角形であるか、横に広がった二等辺三角形であるかによって乳房形態は評価できると考えている。これは豊胸のインプラントの選択時の指標にもなる。

① 正中線を引く
SNから臍に向かって真っ直ぐに線を引く。

② SN-N をはかる
SNから両側の乳頭に向かって線を引く。

③ SN-N トライアングルを作成する両Nを結ぶ
両Nから正中までの距離もはかっておく。

④ N-IMF をはかる
両側のNより乳房下溝(IMF)に垂線線をおろす。

N-IMFは年齢にもよるが通常欧米人では7〜8cmであるが、日本人では6cm以下のことが多い。

⑤ IMF の左右差をみる
両IMFの最下端を、SNから臍までの正中線と直交するように結ぶ。差の有無を確認する。

⑥ IMD をはかる

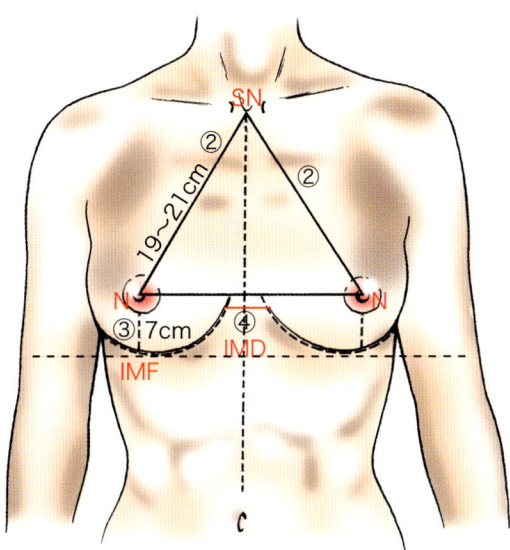

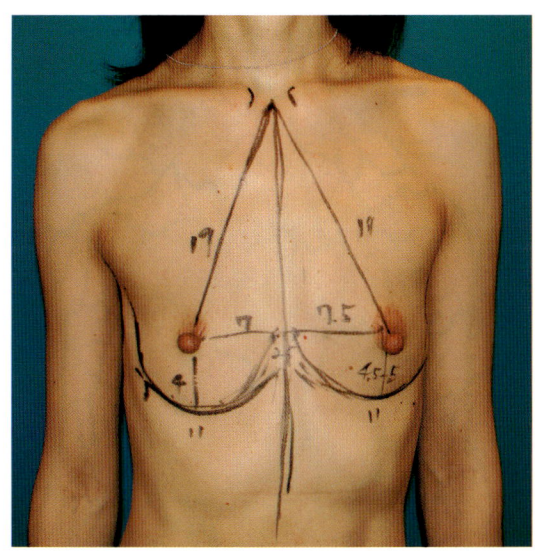

図2　豊胸術時の計測

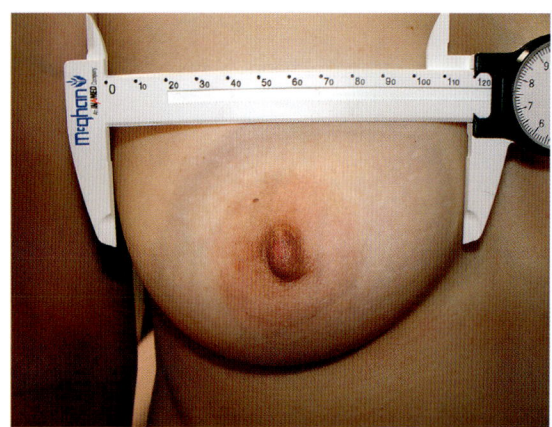

⑦ **幅（BW）をはかる**
乳頭を通る水平線上で測定する。

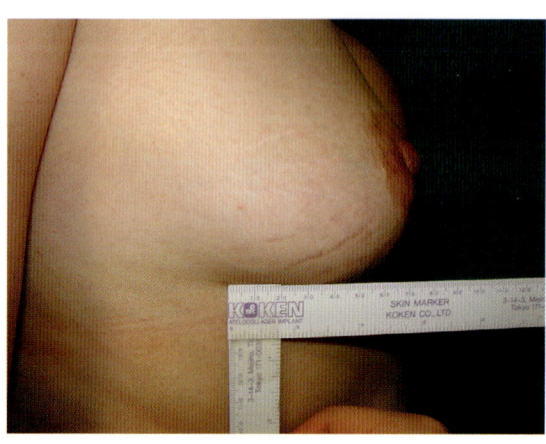

⑧ **突出度（BP）をはかる**
乳房下溝（IMF）から胸壁に垂直に定規をあて、乳頭基部までの長さを測定する。

3 術前の処置、麻酔

■処　置

腋窩からの挿入では剃毛をしておく。
術前検査、問診、手術前夜からの禁飲食の指導を行う。

■麻　酔

施設により（1）全身麻酔、（2）硬膜外麻酔で行う場合がある。いずれの場合にも、術創にはエピネフリン加1%キシロカイン®を局注してオペを進める。

■全身麻酔

吐き気、疼痛などの合併症を極力抑え、必要最小限の麻酔薬で早期帰宅できるように（平均術後2時間）配慮する。体表手術であり、術者が熟練していれば手術時間も短く、出血も疼痛も少ないため、手術、麻酔からの復帰は早い。

導入：血管ルートを確保し、モニター装着後、マスクにて純酸素を投与。静脈内麻酔薬（プロポフォール®）を投与。

維持：マスク換気による全身麻酔（セボフルラン®、笑気、酸素）で維持する。筋弛緩薬、麻薬、準麻薬は使用しない。

覚醒：手術のタイミングを見ながら速やかに覚醒させる。局所麻酔がきているので術後の疼痛は少ないが、禁忌でない限りNSAID（ロピオン®）を術後静脈内投与する。

■硬膜外麻酔

Th3/4からカテーテルを4cm挿入後、テストドーズにて硬膜外腔内にカテーテルがあることを確認し、1%リドカインあるいはカルボカインを投与、十分効果が得られていることを確認し、手術を開始する。

熟練した麻酔科医の管理下に行われることが必要であり、また十分な麻酔効果が得られるまでは多少時間がかかる。必ずしも思った効果が得られない時には他の方法に変更できるように準備しておく。

合併症として、硬膜外血腫や硬膜穿刺があり、万一硬膜穿刺した場合は数日後にPost Spinal Headcheが発症することがある。

腋窩からのアプローチの場合は、剥離範囲が広くなるので、Th1〜6までの十分な麻酔効果が必要となり、交感神経心臓枝や時には横隔神経までブロックが及ぶと、徐脈は必発である。神経質な患者では呼吸器でパニックになることがあるので注意する。

意識はあり、触覚も残っているので、手術の刺激や時間の経過による疲労で体が

動いたりするため、鎮静剤を併用することが多い。よく『途中で座位にして患者に大きさを見せる』といったことを売りにしている施設もあるが、たとえ鎮静剤を使用していなくとも、果たして手術の緊張した心理状態で、滅菌覆布に包まれたわずかな隙間から覗くだけで患者に正確な判断ができるのかどうかは疑問が残る。

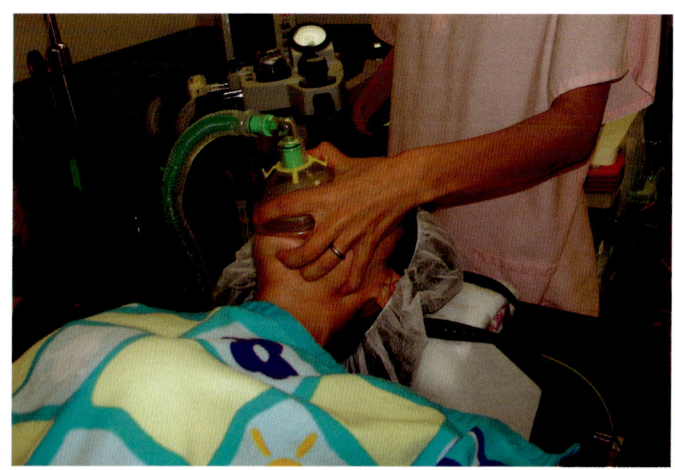

図　Sedation

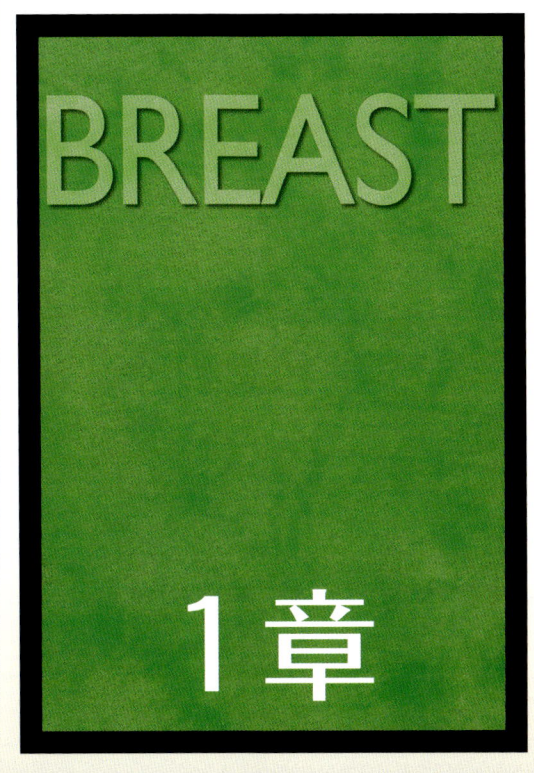

乳房形態の分類

■**皮膚の緩み**

　　胸郭や乳腺を被覆する皮膚の状態によって「余剰／普通／不足」に分類する。乳房上部での皮膚厚を計測し、2cmを平均とし、それよりも厚いものを余剰、薄いものを不足とする。皮膚の伸展性も緩みのひとつの要素に含まれるが、はっきりした計測値は求めにくい。

　　若年者は進展に乏しく、加齢に伴って緩みが増す傾向にあるが、個人の体質にも多く依存する。

■**マウント**

　　乳房を含む胸郭の横断面の形状を言う。胸郭が「凸／フラット／凹」の3つに分類される。正面、あるいは側方から観察し、胸骨柄と胸郭外側との高さを触診、視診で確認する。

　　マウントが凸の場合、乳房はやや外側に張り出した状態にあることが多い。逆に凹では、乳房は外側にやや突出気味となる。

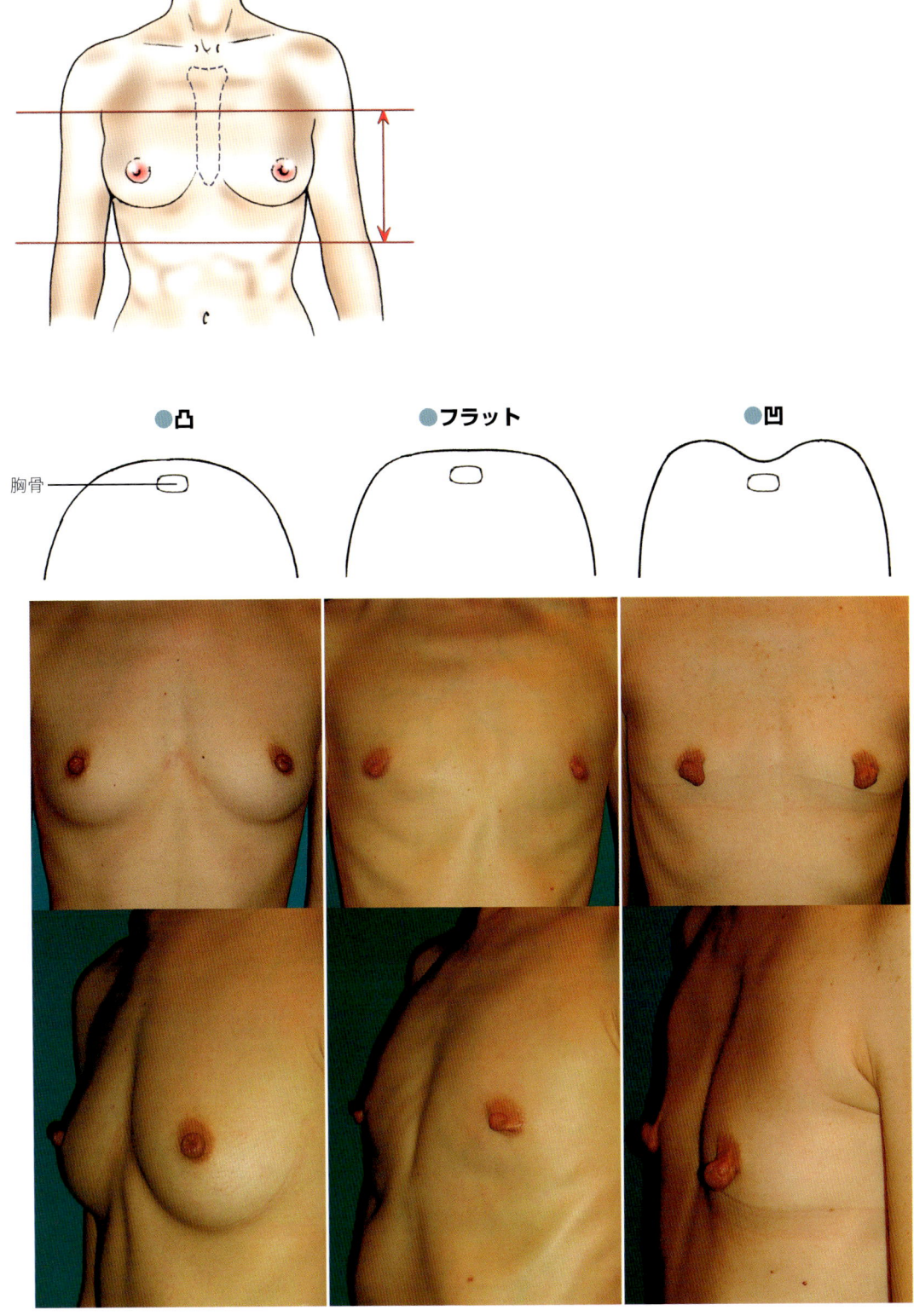

図1　マウントの形状の分類

■胸骨切痕―乳頭トライアングル（SN‒N トライアングル）

　　　胸骨切痕（SN）から両乳頭（N）を結ぶ三角形をいう。「正三角形／縦長の二等辺三角形／横長の二等辺三角形」に分類される。平均的には一辺が 18 〜 22 cm であり、正三角形がもっともバランスのとれた形態である。

　　　程度によるが縦長の二等辺三角形では、乳房が下垂した感じ、あるいは前胸部から乳房へのラインが間延びした感じになる。逆に横長の二等辺三角形では乳房に張りがある感じがするが、正中で若干間延びした感じに見える。

　　　そして、なぜか乳頭間が広い横長の二等辺三角形の方が狭い縦長の二等辺三角形方よりも、バランスのよい乳房に見える。

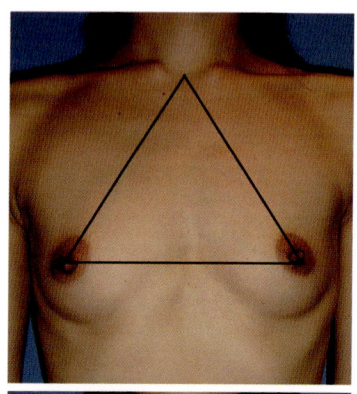

●正三角形

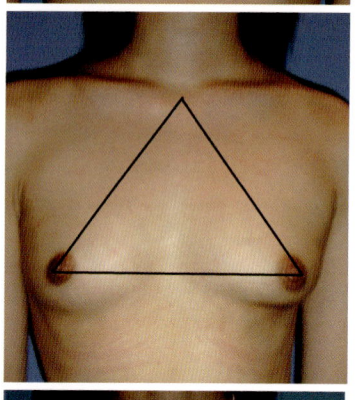

●横長の二等辺三角形

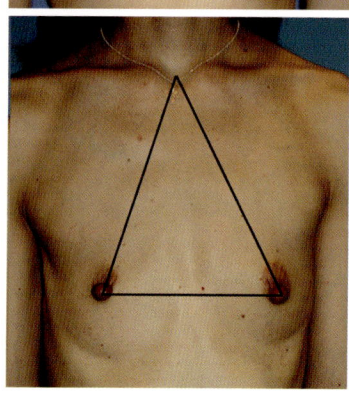

●縦長の二等辺三角形

図2　SN‒N トライアングルの 3 つのタイプ

■乳房下溝（N‑IMF）

　　乳頭（N）から乳房下溝（IMF）までの距離を測定する。6 cmが平均であり、「長い／普通／短い／無（消失）」で分類する。乳房の大きさにもよるが、6 cmを超えると乳頭と乳房のバランスがやや悪く見えてくる。

　　また、乳頭と乳房下溝の上下の位置関係で、乳頭が高い位置にあれば問題ないが、同等かそれ以下の場合は乳房下垂があると判断する。

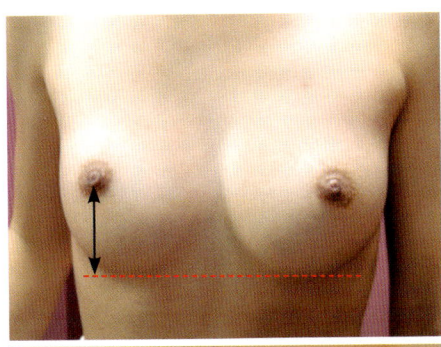

●長い：6 cmより長い

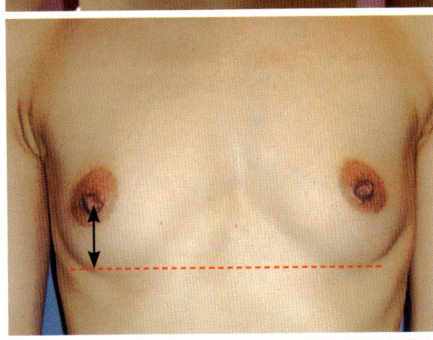

●普通：ほぼ6 cm

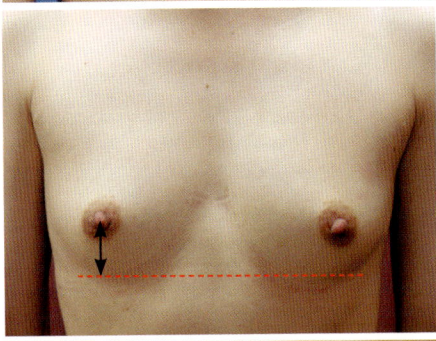

●短い：6 cmより短い

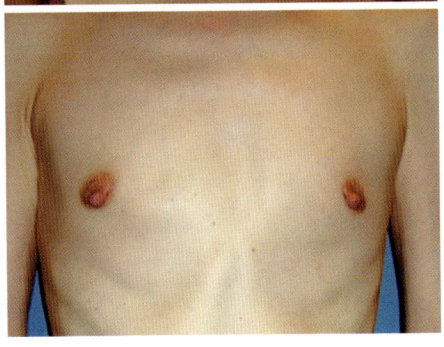

●無　：IMFが消失している

図3　乳房下溝

■乳頭乳輪・乳房下縁・乳房下溝の位置関係による分類

● Ⅰ. Minor ptosis：乳輪乳頭が乳房下溝と同じ高さ

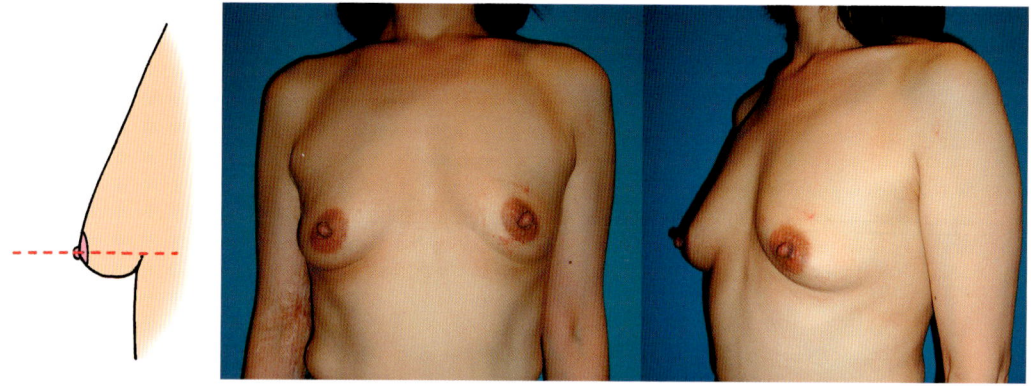

● Ⅱ. Moderate ptosis：乳輪乳頭が乳房下溝より高いが、乳房の下縁が乳房下溝より下

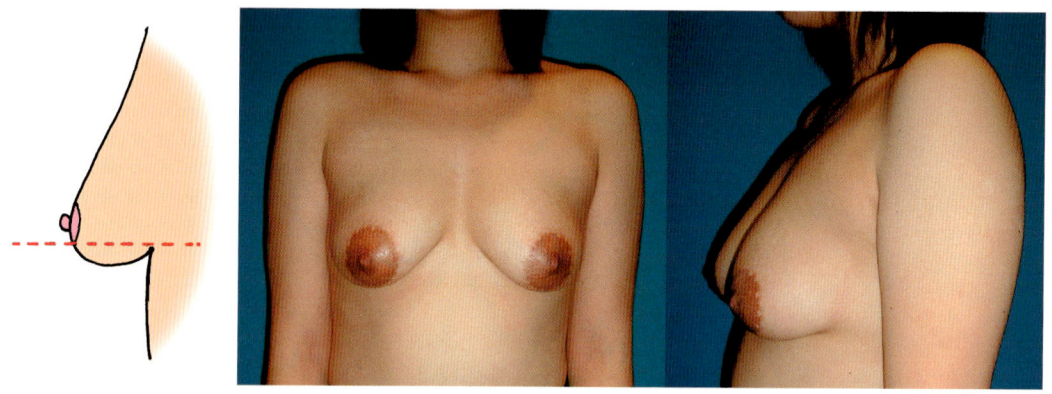

● Ⅲ. Major ptosis：乳輪乳頭も乳房下縁も乳房下溝より下

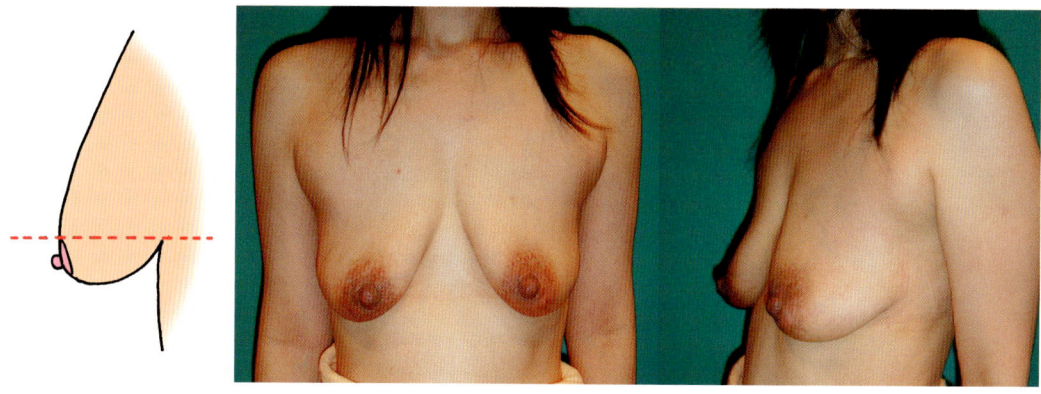

図4　乳頭乳輪・乳房下線・乳房下溝の位置関係による分類

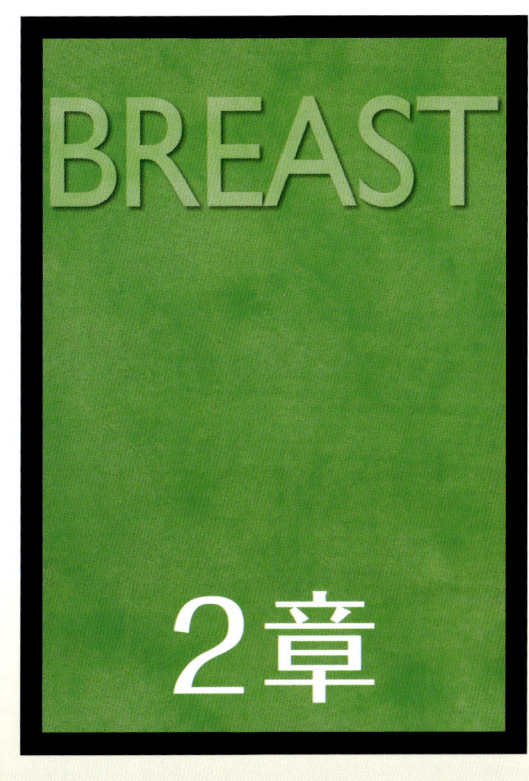

Basic Techniques

1　術前のインフォームド・コンセント

　　　　　感染や位置異常といった大きな合併症ほどではなくとも、術後に起こりうる変化で患者に前もって告げておいた方がいいことはいくつかある。

■大きさの決定

　　　　何の手術でもそうだが、術後は「腫れ」がおこる。豊胸においてはこれに「むくみ」が加わる。特に大胸筋下挿入においては、術中術後の出血が少ないにもかかわらず筋肉のむくみで前胸部がパンパンな状態になる。当初は実際に挿入したインプラントの1.5倍くらいな印象を受けることもある。これはドレーンを挿入しても圧迫ドレッシングを行っても避けられない。ちょうど「普段たいして運動していないお父さんが、運動会で急に頑張ってしまった翌朝、足がぱんぱんになった状態」のようなものである。よって、抜糸後入浴したり、多少のマッサージを行うことで次第に回復する。

　　　　日本の患者の特徴として「あまり大きくしたくない」豊胸を望む声が非常に多いため、これをよく説明しておかないと術直後に患者はその大きさ、硬く張った感じに驚き、「大きすぎる」と言われることがある。現実に挿入したインプラント本来の大きさが決まるのは3カ月後と考えた方がよい。よって術後3カ月は大きさに関してはre-opeなどしない。

■乳頭の感覚異常

　　　　豊胸術後に乳頭の知覚過敏が起こることがある。これは乳房下溝から挿入した場合に多い。乳頭はただでさえ敏感な部位であるが、豊胸後にますます敏感になり、「ブラジャーが当たって痛い」「Tシャツがすれただけでビリッとする」といった感覚の過敏を訴える患者がいる。これはバッグの厚みにより第四肋間神経外側皮枝が刺激されることによるものと思われるが、術後1〜2カ月で治まってくる。

　　　　反対に豊胸術後や挙上、縮小術後に乳頭が無感覚になることもある。豊胸の際は、特に腋窩からインプラントを挿入した場合に多い。これは剥離操作の際に第4だけでなく、第3〜5前内側肋間神経を傷つけた場合に起こる。つまり乳輪乳頭は第3〜5肋間神経前内側、外側皮枝が筋肉から皮膚上へオーバーラップして入り組んだ神経ネットワークを持ってはいるものの、手術操作によってそれらがダメージを受けると無感覚になることがある。

　　　　また腋窩からの挿入では、第2肋間神経（肋間上腕神経）を傷つけることも多く、これにより、乳房外側に疼痛が起こりやすいので留意する。

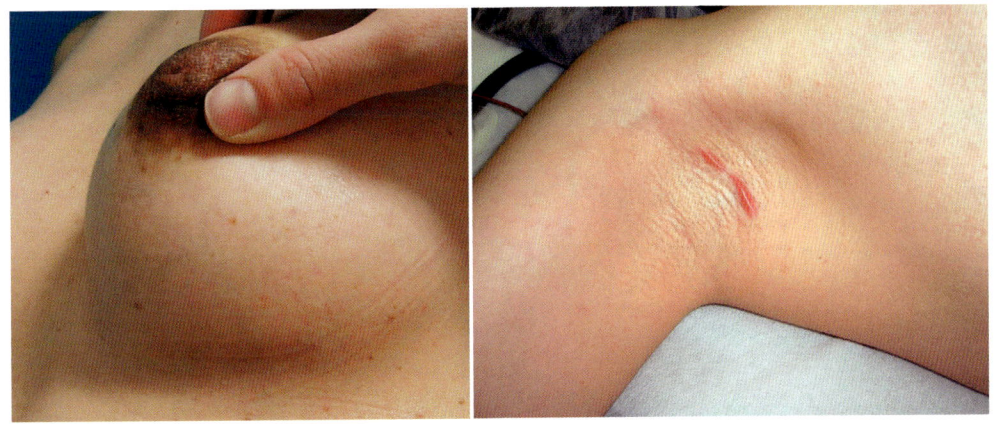

図1　瘢痕

■瘢　痕

　現在、日本の美容外科では腋窩からの挿入がポピュラーである。しかしこれは決してグローバルスタンダードではない。欧米ではかなり多くの美容外科医が乳房下溝から挿入を行っている。乳輪からの挿入も少なくないが、腋窩挿入を行うことは稀である。

　白人の方が術後創の色素沈着が少なく、瘢痕がきれいであることも事実である。しかし、きちんとした形成外科的縫合を行えば、瘢痕の治り方はどちらかといえば腋窩より乳房下溝の方が治りやすく、3～6カ月で瘢痕はシワ程度になる。縫合が下手だと、上肢の動きにより瘢痕が肥厚化することも稀でない。この3～6カ月の辛抱ができるかどうかも患者に問う必要がある。

■被膜拘縮

　被膜拘縮については、使用したインプラントの種類（素材、大きさ）のほか、術後の出血の程度や炎症の有無などが左右する。それに加え、もともとの体型や乳房の形態や患者が希望する大きさによっては、被膜拘縮とまでいかないにしても、インプラントの、特に上方が見えてしまうことは否めない。

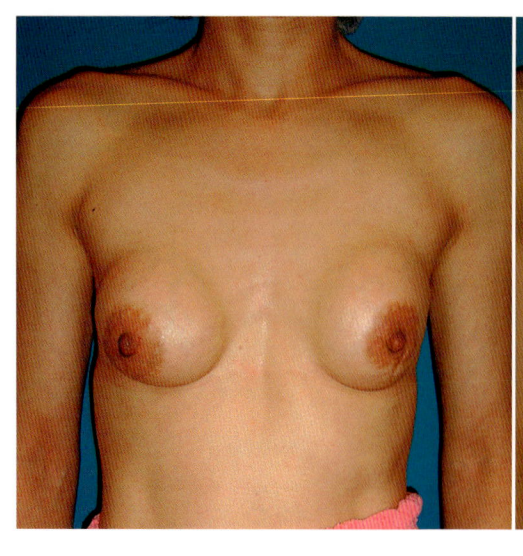
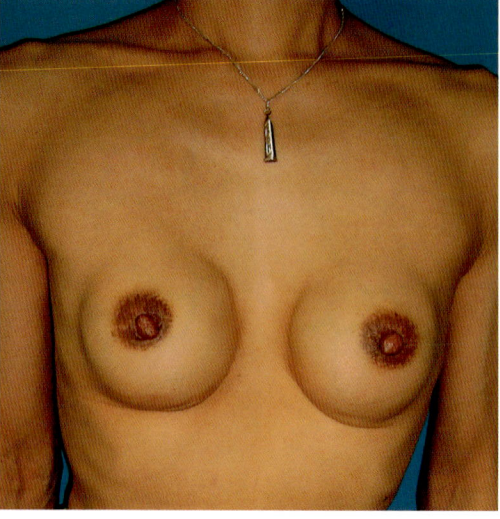

被膜拘縮 Baker Grade III　　　　　　　　被膜拘縮 Baker Grade III

図2　被膜拘縮

Baker 分類
　　Grade Ⅰ：通常の柔らかさ、通常の形態
　　Grade Ⅱ：形態は自然だが、触れると硬く感じる
　　Grade Ⅲ：見た目も明らかに硬い
　　Grade Ⅳ：球状に変形

　現実には、Grade Ⅳになると痛みを伴うことが多い。Grade Ⅱまではマッサージにより改善することもあるが、Ⅲ以上は被膜切開（capsulotomy）の適応になる。被膜は hypervascular な組織であるため、切開しただけでもかなりの出血を起こすことがある。これが溜まったままであると、感染や新たな被膜拘縮を惹起する原因となるので止血は綿密に行う。

■リップリング

　生理食塩水バッグを使用すると、臥位では気づかないが、立位になったときに重力で水が下に移動し、上方にしわがよることがある。これをリップリングと呼ぶ。痩せ型のタイプⅣなどではこれが非常に目立つ。これを直すために再度、生理食塩水を足すと今度はパンパンな硬い乳房となってしまう。

　シリコンインプラントでは、テクスチャードタイプにおいて、内容が柔らかいと立位でひずみが生じ、リップリングが起こる。さらに上方がおじぎをして折れ曲がって変形することもある。

2 インプラントの選択と術後形態の予測

　まず乳房形態を基本的な計測点に沿って測定し、その後、皮膚の緩み、マウント、胸骨切痕—乳頭トライアングル、乳房下溝の分析から、豊胸後の変化を予測し、患者の希望とのすりあわせをしてインプラントの選択を行う。

■皮膚の緩み

　豊胸術は、インプラントを挿入することで組織量の増大を図るため、それを被覆する皮膚の状態によりその結果が左右される。

　適度な緊張と組織量がある平均的な場合は、インプラントの形状に適度に追従するため、仕上がりが安定する。余剰の場合、インプラントの形状に皮膚が追従しない部分が生じ、スロープの突出や乳頭とインプラントとの位置のずれなどが生じやすい。不足の場合は、インプラントの形状が透けて強調されて見えたり、予定位置からのずれが剥離範囲の過不足により、生じやすい。

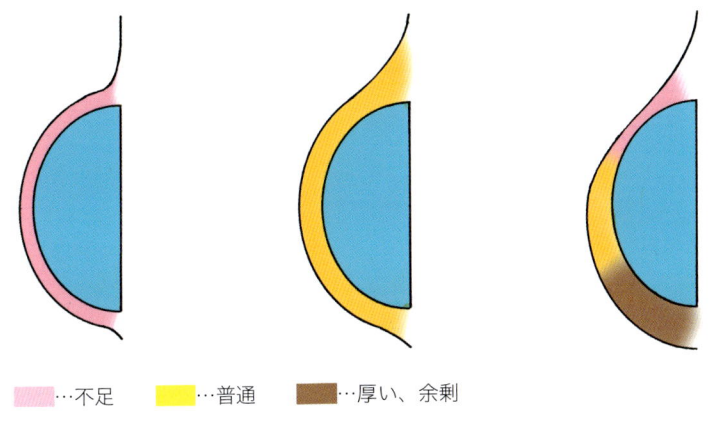

　　　　…不足　　　　…普通　　　　…厚い、余剰

図1　皮膚の緩みの程度による予測

■**マウント**

　マウントのタイプによる豊胸後の変化は次のようになる。これらの傾向は、増大する量が多ければ多いほど、強まる。また皮膚の緩みが不足している場合も、その傾向が顕著になる。

・凸の場合…豊胸により乳房の外側がさらに外側に拡大突出してくる。一方、内側はふくらみつつもラインが浅くなったり、乳房間の距離の開大が生じる。
・フラットの場合…外側の拡大と内側の隆起がバランスよく生じる。
・凹の場合…外側の変化は少ないが、乳房下溝から内側にかけて強く隆起し、はっきりと目立つ変化が生じる。ときに乳房全体が対面するような感じになり、いわゆる胸の谷間が増強される。

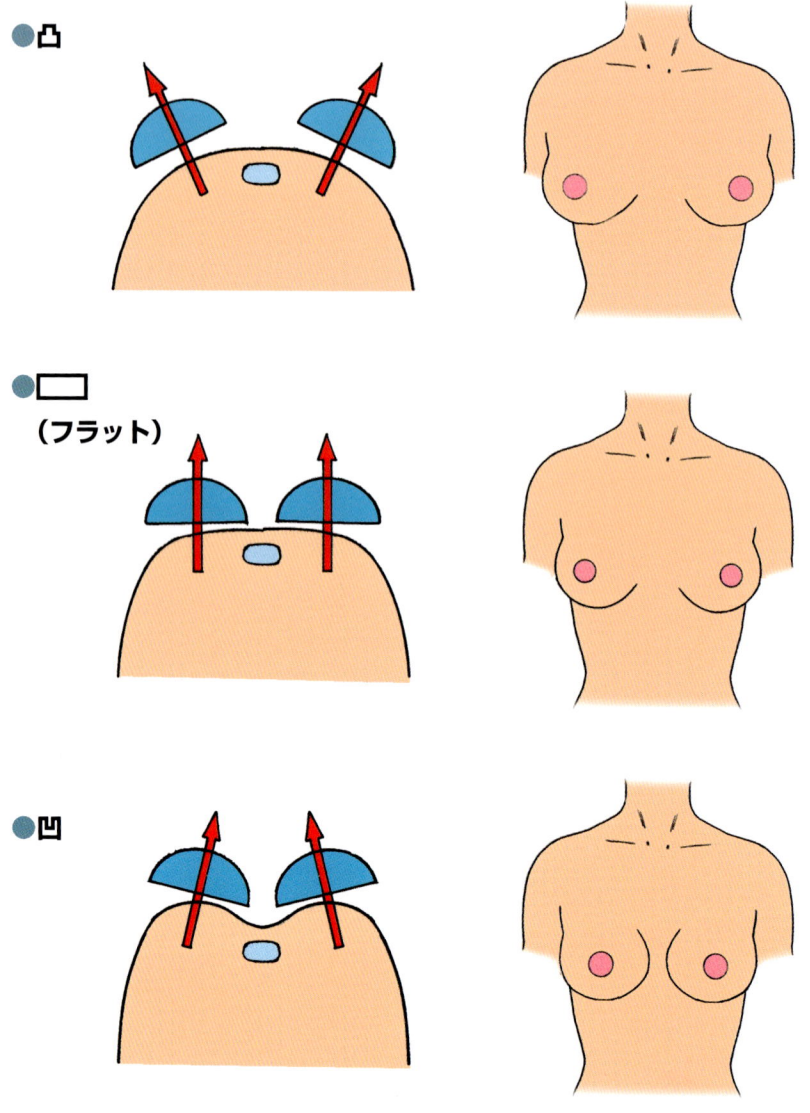

図2　マウントのタイプによる予測

■胸骨切痕―乳頭トライアングル（SN‑N トライアングル）

　豊胸後の乳頭の位置の変化は、その仕上がりを左右する重要な要素である。マウントの形態により乳房自体の突出方向が変化するが、乳頭の位置も乳房の突出方向に影響されるので、術前の評価は重要である。

　インプラントの中心に乳頭を位置させるようにおいた場合、マウントが凸では、乳頭間は広がる傾向にあり、フラットでは不変かやや広がり、凹では狭くなる傾向にある。

　上下方向では、皮膚の緩みの程度と、乳房下溝の距離により位置の変化が生じる。緩みが少なければ、乳頭は上昇傾向になり、多ければ下降しやすい。

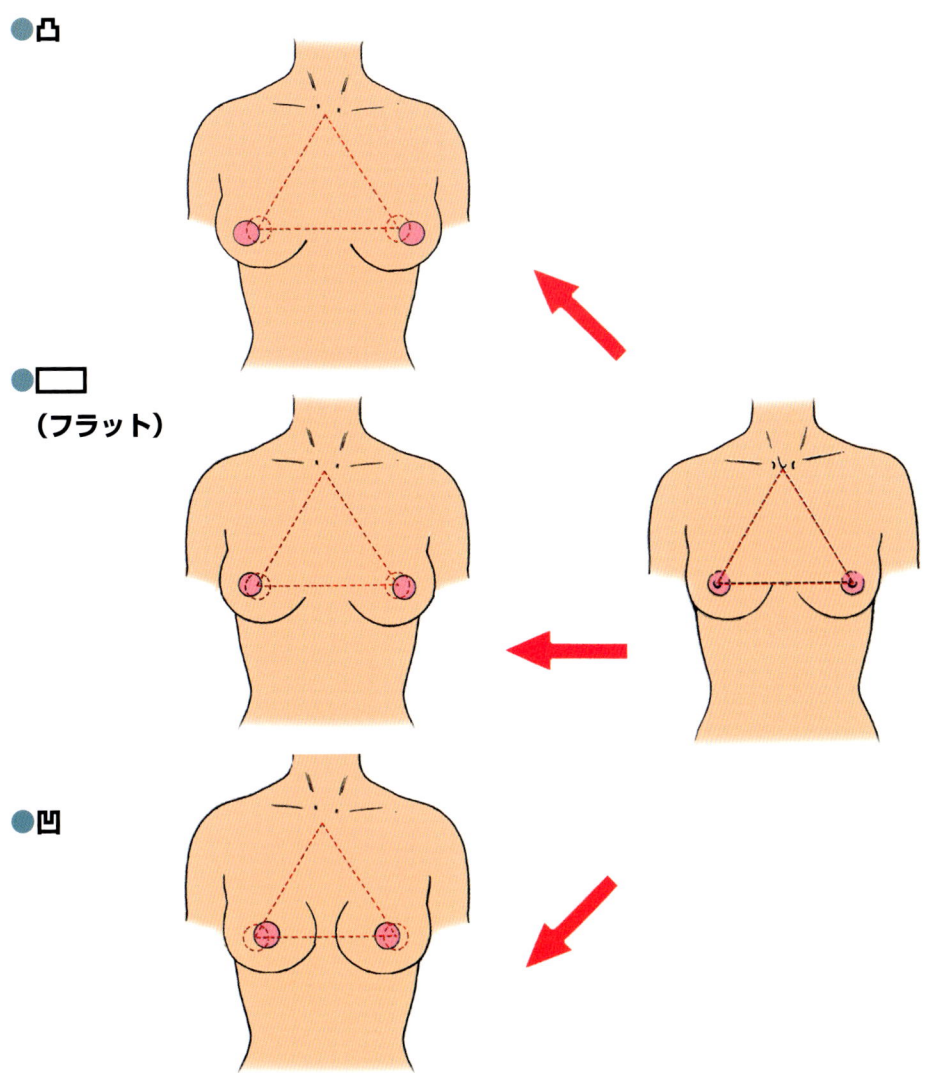

●凸

●□（フラット）

●凹

図3　マウントのタイプによる SN‑N トライアングルの予測

■マウントと胸骨切痕─乳頭トライアングルによる豊胸術後変化の傾向と対策

●凸正三角

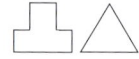

乳頭、乳房ともに外側に変位する傾向があるので、大きなサイズを入れるときはバランスの変化に注意する。またIMDが広がりすぎないようにすることも考慮する。ラウンドかそれに近いアナトミカルを選択する。

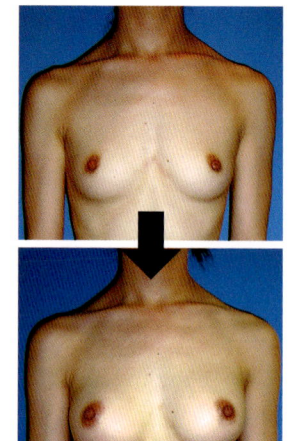

●凸縦長三角

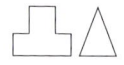

下垂気味の乳房のケースが多いので、スロープの突出に注意する。アナトミカルを選択した方がよいことが多いが、乳房の萎縮があればラウンドでもよい結果が得られる。乳頭乳房の外側変位はあるが、バランスを崩すことは少ない。

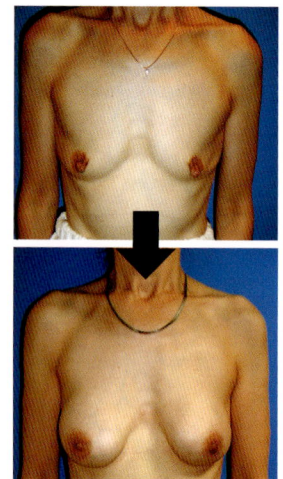

●凸横長三角

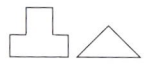

外側に開き気味の乳房乳頭が、さらに広がる傾向が顕著なため、大きなインプラントは避ける。IMDもかなり開大する。ラウンド、あるいはlow heightのアナトミカルを選択する。

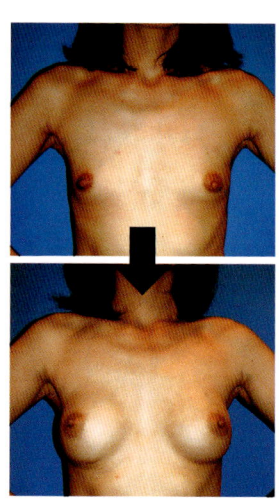

●フラット正三角

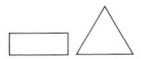
乳房乳頭の変化は生じにくいので、皮膚の余裕があれば、大きいサイズのインプラントでもよい結果が得られる。大胸筋の発達が平均的であれば、スロープの問題もないので、ラウンドかそれに近いアナトミカルを選択すればよい。

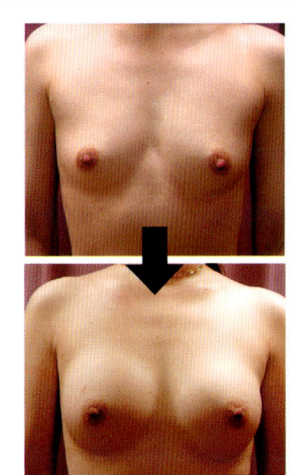

●フラット縦長三角

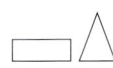
乳房乳頭の変位は少なく、スロープも自然に決まることが多いので、ラウンドでよい。皮膚の緩みが少ない場合は、インプラントの形状がスロープに出るのでアナトミカルを選択した方がよい。

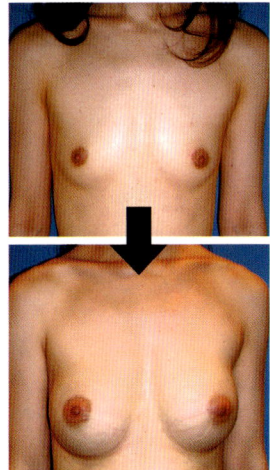

●フラット横長三角

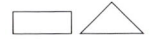
インプラントを乳頭の中心に持ってくると、乳房が離れ、IMDが広がりすぎることがある。インプラントを乳頭の中心より外側に位置するように挿入した方がよいことが多い。

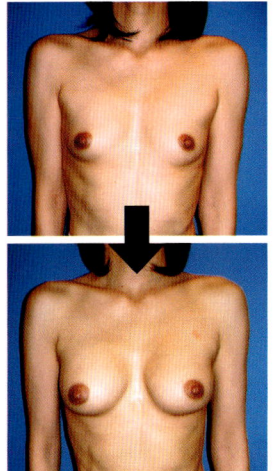

● 凹正三角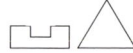

乳房は内側で隆起し、いわゆる「谷間」が強調されやすい。乳房乳頭が内側に寄る傾向があり、全体のバランスを取るのは難しいので少なめの増大に留めた方がよい。

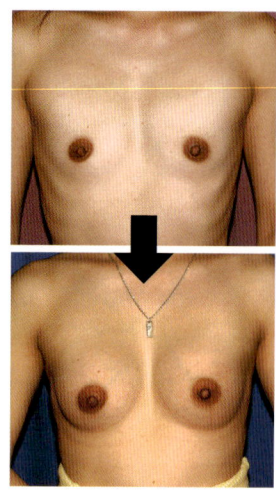

■乳房下溝

　平均的な長さの場合は問題ないが、長い場合は豊胸により長さが増大するため、注意する。短いものは剥離を十分にしないとインプラントが挙上しやすい。また乳房下垂がある場合は、インプラントによる豊胸術のみでよい結果を得ることは難しい。スロープ部分が隆起して不自然となる。乳房挙上と併用することを考慮する。

■大胸筋・乳房ライン

　大胸筋と乳房との連続性にも注意する。大胸筋の発達した症例では、スロープの部分でインプラントの形状が露見しやすいため、アナトミカルを選択した方がよい場合がある。

3 インプラントの種類

インプラントには、下記のタイプがある。これらのインプラントを乳房の形態、大きさ、患者の希望によって使い分ける。

■**形　態**

アナトミカルタイプとラウンドタイプとに分かれる。
また、高さについても各社数種類のラインナップを持っている**（図6）**。
ハイ・プロファイル、レギュラー・プロファイル、ロー・プロファイルなどに分けられている。

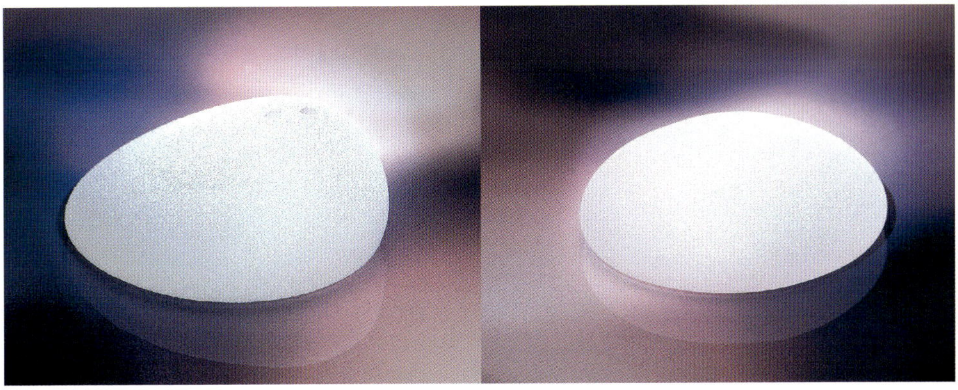

　　　　アナトミカルタイプ　　　　　　　　　　　　　ラウンドタイプ

図1　インプラントの形態

■**表面加工**

テクスチャード・サーフィスとスムース・サーフィスとに分かれる。
　テクスチャード・サーフィスは表面の凹凸の存在により、皮膚にZ形成術やW形成術を行った時に拘縮が起こりにくいのと同じ効果でスムースに比べて被膜拘縮が少ないと考えられている。また、実際にテクスチャード・サーフィスインプラント挿入後の被膜は薄く柔らかい。腋窩や乳輪から挿入する場合は、乳房の位置まで距離があるため、スムース・サーフィスの方がすべりやすく、挿入しやすいといった考え方もある。

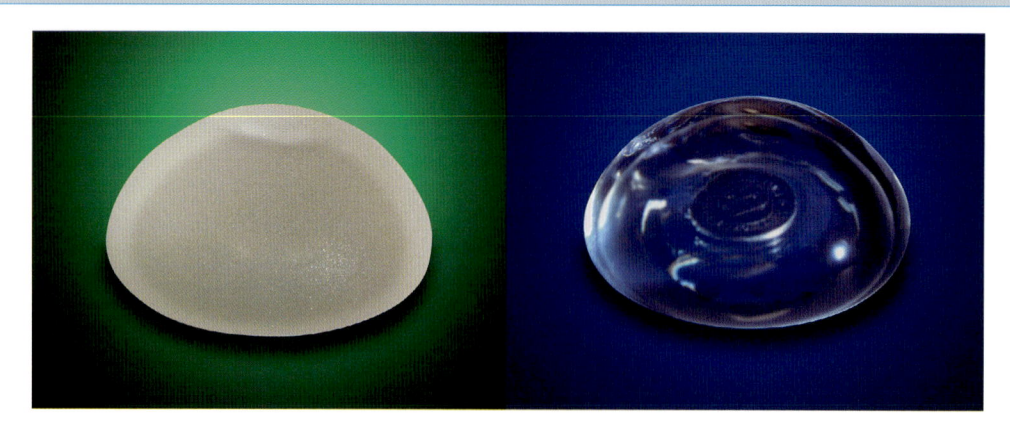

| テクスチャード・サーフィス | スムース・サーフィス |

図2　インプラントの表面加工

■内容物

・コヒーシブ、ソフトコヒーシブシリコン

・ジェル状シリコン

・生理食塩水

・ハイドロジェル

　コヒーシブシリコンは、たとえソフトコヒーシブであってもジェル状シリコンと比較して硬いことは否めない。逆に言えばジェル状シリコンが本当の乳房よりもはるかに柔らかいとも言える。ある程度の硬さがあるため切開線はおのずと長くなる。しかし、破損、流出といった安全性に対してはこれに勝るものはない。

　これに対して生理食塩水インプラント（生食バッグ）は質感の面では明らかにシリコンに劣るが、空の状態で小さく折りたたんで挿入し、接続チューブより生食を注入して膨らませることができるので、切開創はすべてのインプラントの中で最も小さくてよいのが利点である（図3）。反面、機械的圧力、気圧などで破損、ぺちゃんこになることも少なくない。また、ジェル状シリコンにも言えることではあるが、中身が液体であるため立位では下方に移動して上方が折れ曲がったり（図4）、シワがよったり（リップリング）し、前胸部の軟部組織の薄い例ではこれが顕著にわかってしまうことがある。

　ハイドロジェルインプラントは、『内容物が他のプロテーゼよりも優れている』と雑誌等の広告に紹介されているのを散見するが、少なくともフランスをはじめとするヨーロッパ各国でその使用が停止されている。バッグの内容のハイドロジェルは人体への影響はいまだ定かではなく、『漏れても尿に排出される』という広告のような事実もない。この他にもいくつかの問題点がありヨーロッパほぼ全域では販売そのものが止められている状況にある。これについては日本美容外科学会（JASA）ホームページや厚生労働省のホームページにもその詳細が記載されているので参考にされたい。

3 インプラントの種類

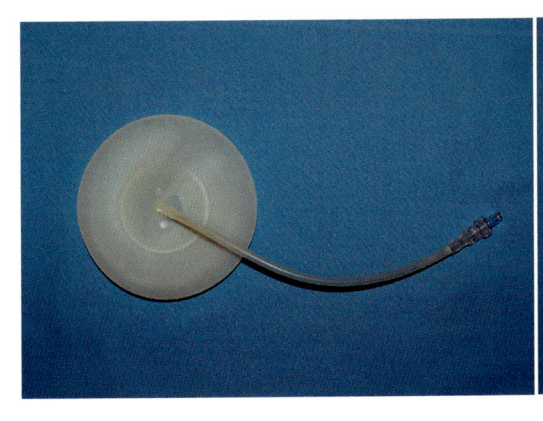

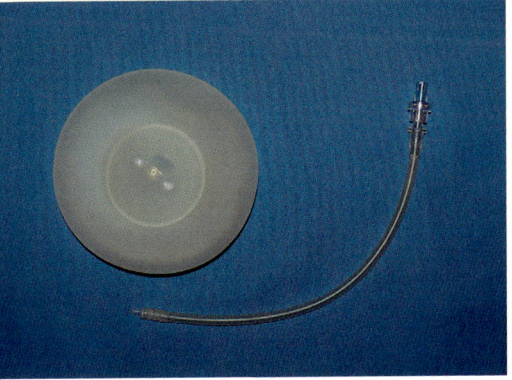

チューブを付けて挿入する　　　　　　　挿入後はチューブを抜去する

図3　生理食塩水インプラント

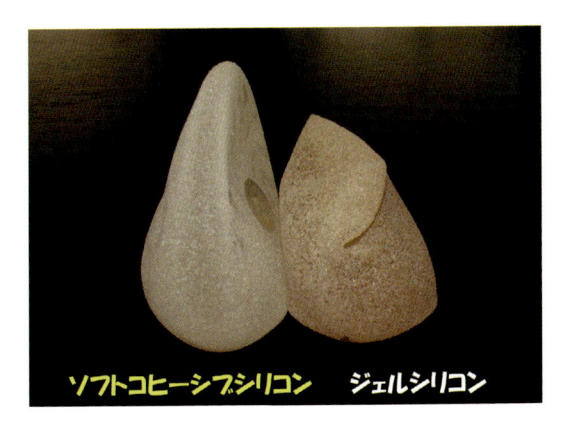

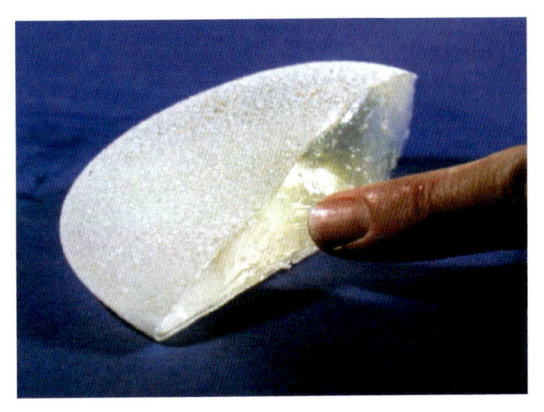

ジェルのタイプでは折れまがる　　　　　ソフトコヒーシブシリコンの断面図

図4　インプラントの内容物

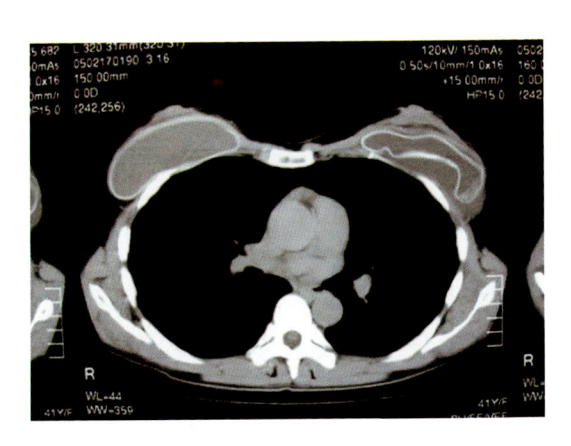

図5　ハイドロジェル破損のMRI

第2章　Basic Techniques　31

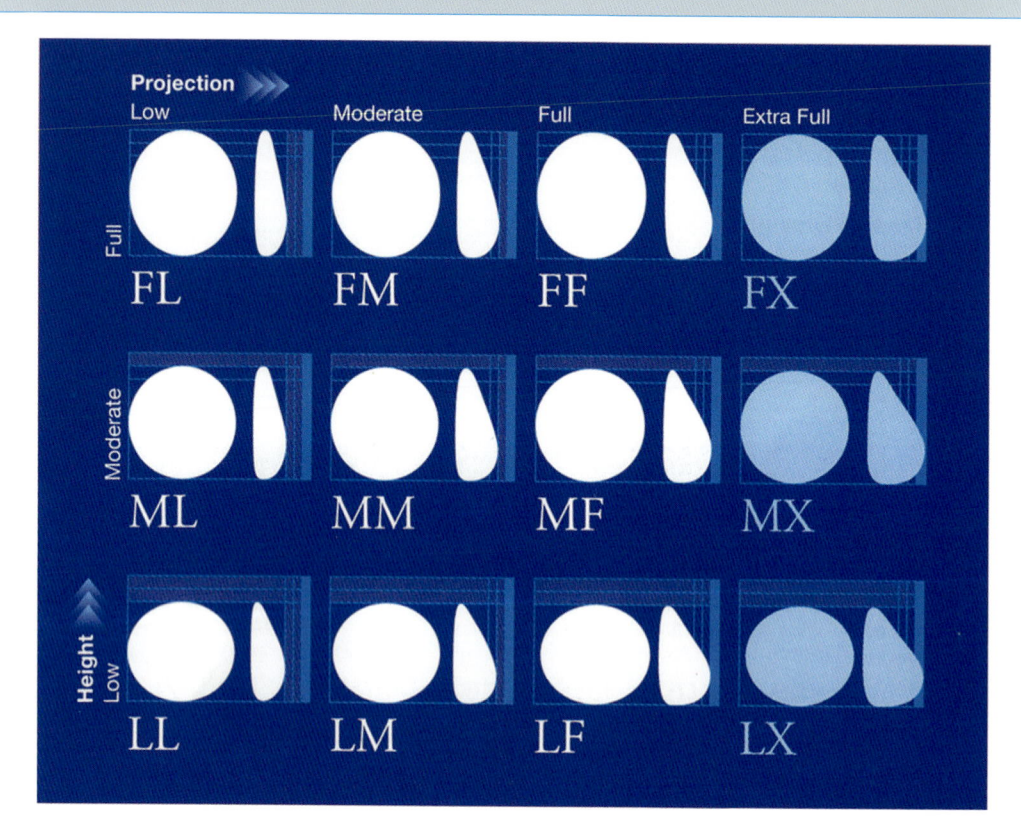

アラガン社 ソフトコヒーシリコンのタイプ

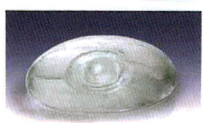

LABORATOIRES EUROSILICONE 社

MENTOR 社

図6　各メーカーによるインプラント商品の一覧

4 アプローチ

乳房の形態、本人の希望などにより使い分ける。

手術時間、手術中の止血の確実さの面では、乳房下溝からのアプローチが他の方法より優れている。

■切開部

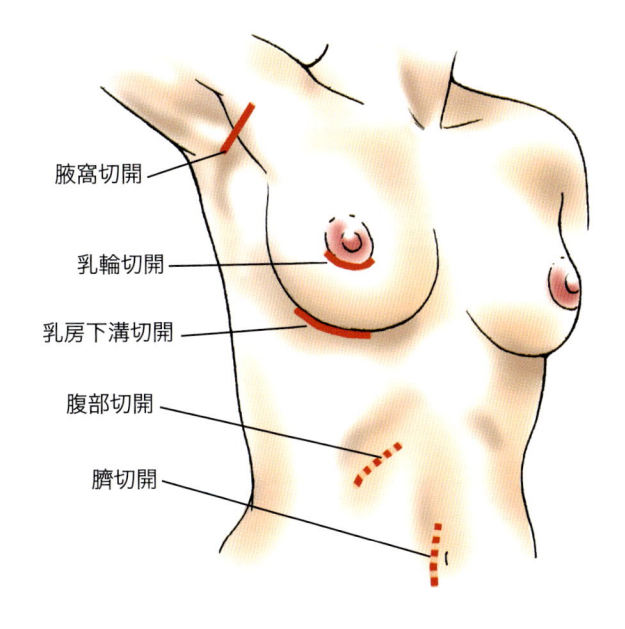

図1　切開部のバリエーション

乳房下溝……比較的大きなインプラント、テクスチャード、アナトミカルインプラント
腋窩…………スムース、ラウンドのインプラント
乳輪…………乳輪が大きい場合
腹部、臍……わが国ではほとんど行われていない

■**インプラント挿入部**

筋膜下と乳腺下とに分かれる。

一般に皮膚の緩みが大きく、下垂が顕著な乳房の豊胸には乳腺下挿入が好まれている。しかし、昨今の乳癌の増加にともない、マンモグラフィーなどの検診を行う上では大胸筋下の方が安全である。また、乳腺下の方が拘縮率が少ないという報告もあるが、これには挿入時の技術、インプラントの種類も関与することであり、一概にどちらが良いとは言えない。

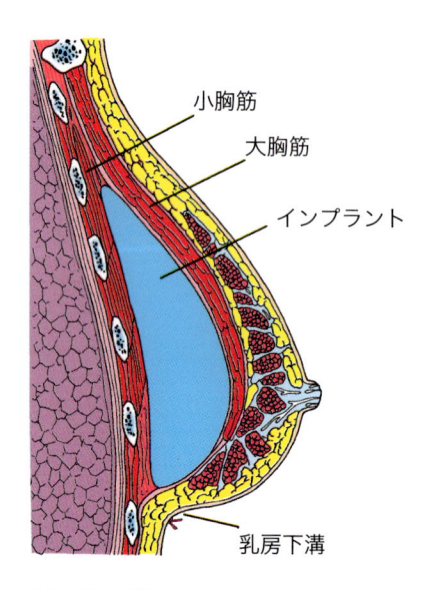

(a) 乳房下溝からの大胸筋下挿入

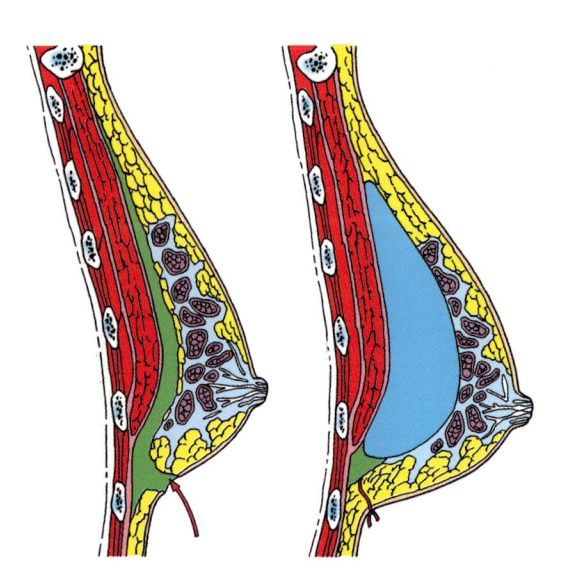

(b) 乳房下溝からの乳腺下挿入

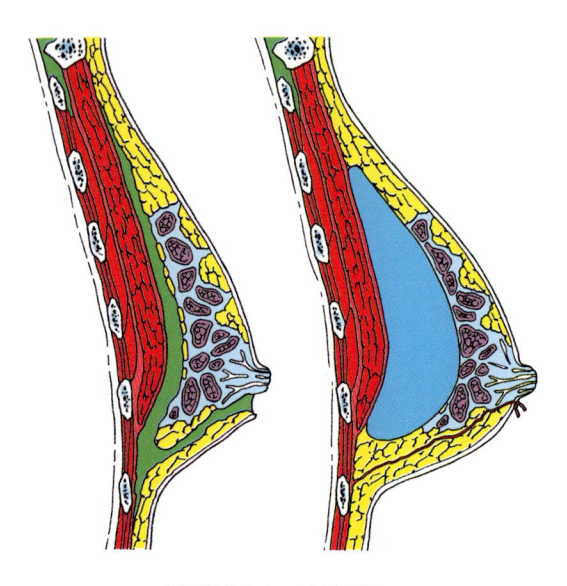

(c) 乳輪からの乳腺下挿入

図2　インプラントの挿入

5 アプローチ：乳房下溝切開

● **適　応**　すべての症例。

● **手　順**　術前、エピネフリン入りキシロカインを切開部、剥離範囲に十分に局注する。これは、血管を収縮させることで出血を減少させるのみならず、術後の疼痛の軽減にも効果がある。

(1) メスで切開する

　乳房下溝は豊胸した場合、大きくなったぶん、下にずれる。

　よって本来の乳房下溝よりも 5mm〜1cm 下にデザインする。

　切開線の長さは挿入するインプラントの大きさによる。生食バッグはかなり小さくたたんで挿入できるので 3〜4cm あれば問題ない。

　ソフトコヒーシブインプラントで、M や F タイプのものでは 5cm は必要になる。無理してあまり小さな傷で行おうとすると、視野を確保するために筋鈎で引きすぎて創縁が traumatic になり、瘢痕の色素沈着を惹起しかねない。多少長くても、正しい形成外科的縫合で瘢痕は目立たなくなるので、無理矢理小さな切開にこだわらないことが大切である。

　切開は皮膚、皮下組織を一気に切開し、大胸筋膜を露出する。

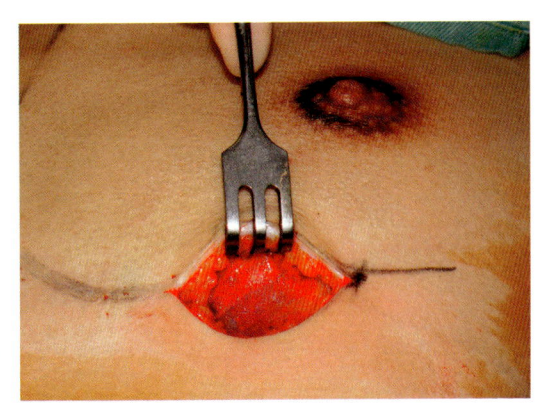

図1　切開して筋膜を露出する

(2) 大胸筋膜を切開する

　大胸筋下挿入では、筋膜、大胸筋体を電気メスで切開する。この際、肋間からの穿通枝を凝固しながら剥離を進める。

> (^-^) 電気メスやバイポーラを使って切開した方が術後の痛みが少ないという報告もある。

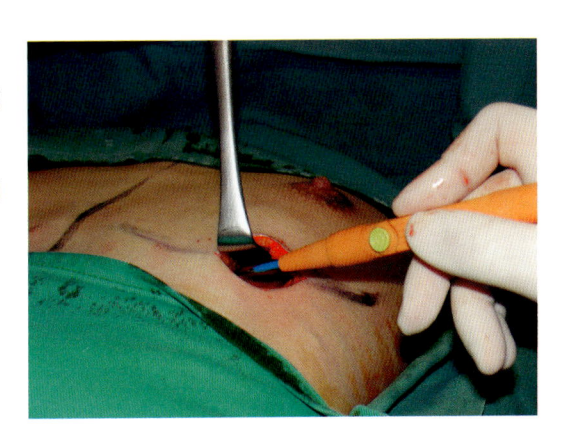

図2　筋体を切開する

(3) 大胸筋下を剥離する

　大胸筋下は用手的に剥離が可能な層であるため、剥離子か手で剥離する。乳房下溝からであれば、視野が確保され出血も確認できる。剥離の範囲は挿入するインプラントの面積を大きく超えないようにする。しかし上方の剥離が足りないとインプラントの上縁が目立ったり、被膜拘縮の原因となりやすいため、上縁の剥離は念入りに行う。鈍的剥離であれば出血はほとんど見られないが、剥離後丁寧に止血することが必要である。

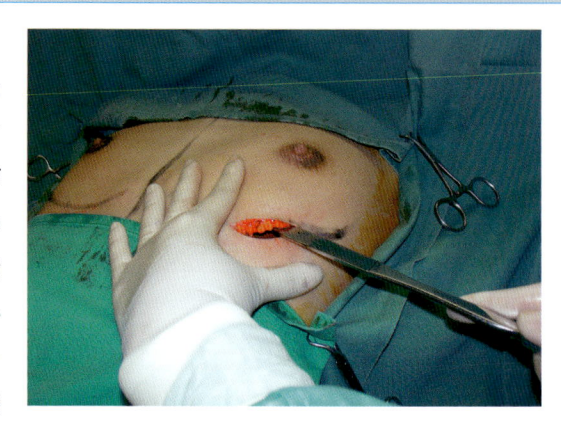

図3　大胸筋下を剥離する

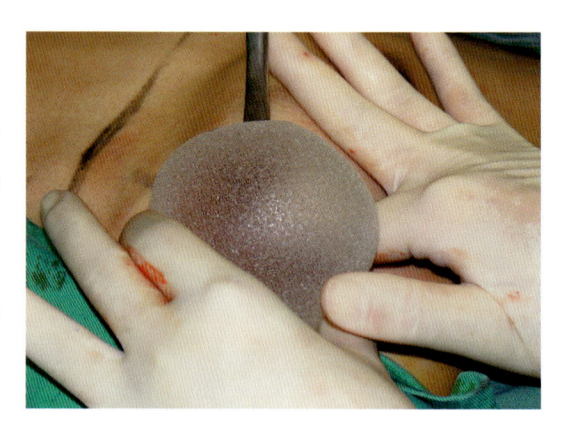

(4) インプラントを挿入する

　術者は手袋を変えパウダーをよく落とした後に、インプラントを開封する。術者以外はインプラントに触れないようにすることが肝要である。アナトミカルタイプのインプラントではインプラントが回ったり移動すると乳房形態が変化するので、方向に留意する。多くのインプラントには正面、下を示す印（2つのドット）がついているので、これが90°横になるように入れ始め、押し込むようにしながら反時計方向にインプラントを回しつつ挿入する。最終的にはドットがN-IMF線に一致するように留置する。インプラントの周囲、特に皮切線の両側に線維性の引っかかりや凹凸がないことを確認する。

図4　インプラントを挿入する

(5) 縫合閉鎖

　縫合の前に、インプラントの2つのドットが乳輪乳頭から垂直下に置かれているかをもう一度確認する**(図5)**。吸収糸でインプラントが確実に被覆されるように浅筋膜を縫合する。吸収糸で皮下を、ナイロン糸で皮膚を縫合する**(図6)**。

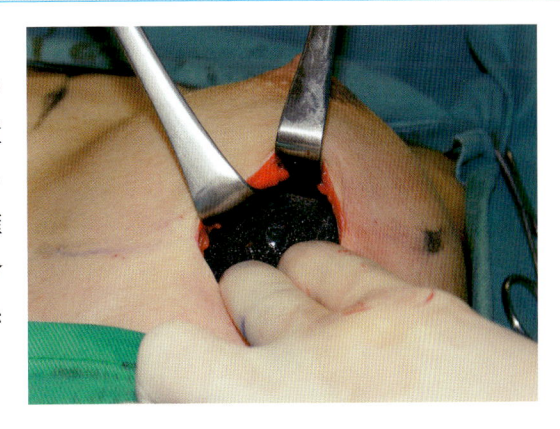

図5　インプラントの位置を確認する

(6) ドレッシング

　乳房下溝からの挿入ではほとんど出血がないため、過度の圧迫はかえってインプラントの変形や移動をまねくことになる。傷の上に軽くガーゼを置いた後、乳房下溝に沿って上方に力をかけるようにテーピングするのみとする。

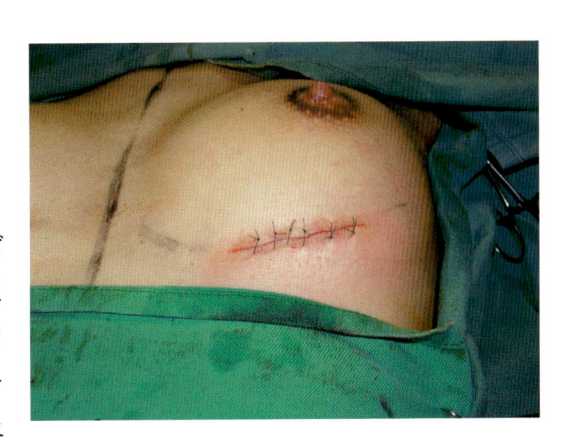

図6　縫合する

●本術式の利点・欠点・注意事項

　術式はすべての中で一番易しい。出血も少なく、剥離も容易なため手術時間も最も短い。唯一つ、術後の瘢痕が目立たなくなるまでの期間（3〜6カ月）に裸になった時に豊胸したことがわかってしまうというのが、欧米と異なり本邦の美容外科で本術式が受け入れられない理由であろう。しかし現実にはブラジャーの跡と比べても決して目立つものではなく、また腋窩の瘢痕も目立たなくなるまではノースリーブでつり革につかまれば見えてしまうことに変わりない。「脇の下の方が目立たない」という思い込みで患者に押し付けない方がよい。

●リカバリー、うまくいかなかったときの対応

　大きさについて患者が不満を述べても、3カ月はre-opeはしないことが肝要である。大胸筋下にインプラントが挿入されたことで、大胸筋が伸ばされ、突然運動をしたかのような状態なっている。確かに術直後はパンパンな感じがするが、このむくみが取れるとかなり小さくなる。

6 アプローチ：腋窩切開

● 適　応　乳房が小さい。乳房間の幅が広い。スムース・ラウンドを入れる場合。

● 手　順

（1）メスで切開する

　腋窩のしわに沿って切開する。切開線の長さは基本的には乳房下溝と同様インプラントの種類や大きさによる。生食バッグは3cmあれば問題ないが、ソフトコヒーシブインプラントでは、乳房下溝からよりも乳房定位置まで距離があるため視野の確保が難しく、多少長くする必要がある。

　切開は皮膚、皮下組織を一気に切開し、大胸筋外側縁まで剥離する。

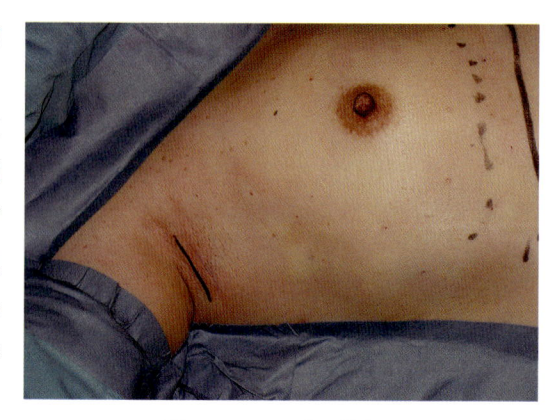

図1　メスで切開する

（2）大胸筋膜を切開する

　大胸筋筋膜を切開して、大胸筋体を露出する。

（3）大胸筋下を剥離する

　大胸筋体の裏面にむけて剥離を進める。始めは用手的に、指の届くところまで大胸筋と小胸筋間を剥がしてゆく。それ以上の用手剥離は難しく、剥離子で大胸筋起始部の突き当たりまで剥離する。この際、内側は内胸動脈の穿通枝があるので、これを損傷しないように、無理して胸骨付近まで剥がさないようにする。外側は広めに剥離する。穿通枝を丁寧に電気凝固止血しながら進めインプラントの挿入腔を確保する。術前マーキングした乳房下溝まで到達した

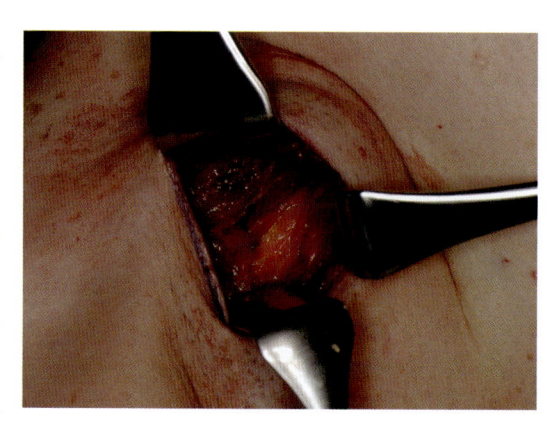

図2　大胸筋体を露出する

ら、大胸筋の乳房下溝に相当する部分を切断する。これをしないとインプラントの下半分が筋肉により圧迫され、インプラントが上方に移動したり変形する。デザインに沿って、乳房下溝部に相当する筋肉のみ切断する。

(4) インプラントを挿入する

乳房下溝からに比べて移動距離が長いため、インプラントが回ったり、移動すると乳房形態が変化するので、方向に留意する。

(5) ドレーン挿入、縫合閉鎖

剥離が盲目的であるぶん、止血を十分に行っていたとしても吸引ドレーンは留置した方が安全である。吸収糸で皮下を、ナイロン糸で皮膚を縫合する。

(6) ドレッシング

腋窩からの挿入ではインプラントが上方へ変移しやすい。これを防ぐため、上胸部の圧迫を最低2週間は続ける。圧迫は最初は包帯やバンドにて、その後はテーピングにて行う。さらにブラジャーの装着は1カ月禁止する。

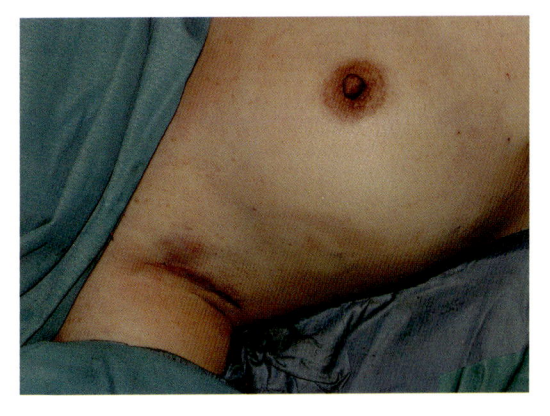

図3　縫合する

●本術式の利点・欠点・注意事項

内視鏡を使用しない限り、剥離が盲目的であるため、術後の出血と、インプラントの位置移動が問題となる。内出血により被膜拘縮が起こったり、不均一な剥離によって左右のインプラントの位置が異なったりすることもある。剥離やインプラントの挿入に手間取って手術時間が長くなることも欠点である。しかし、現在わが国の美容外科医のほとんどが腋窩からの挿入を行っており、欧米と大きく異なる。

■ **あると便利な豊胸術用器械**

豊胸術を行ううえで、便利な器械がある。

1. 剥離子（ブーメラン型、ホッケースティック）
2. 丸形筋鈎
3. ライト付き筋鈎：内視鏡より安価で視野を明るくできる。

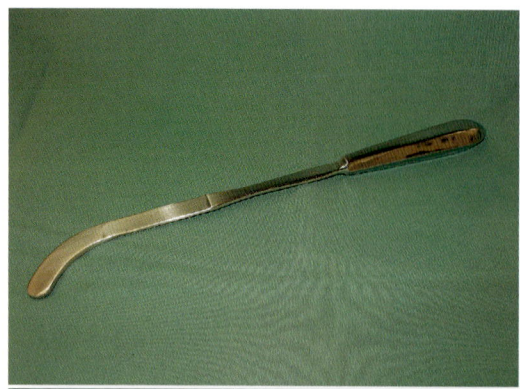

ブーメラン型剥離子

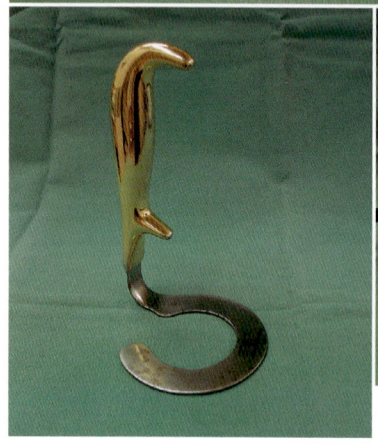

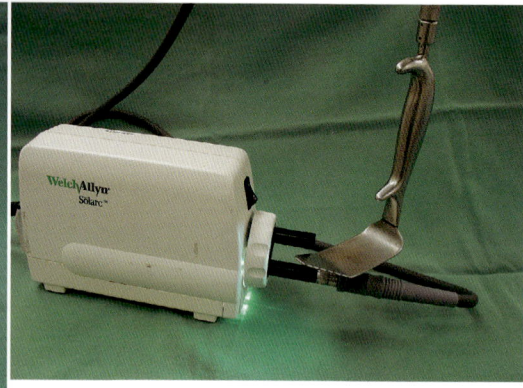

丸形筋鈎

ライト付き筋鈎

図4　あると便利な豊胸術用器械

7 術後のフォローアップ

■**マッサージ**

　挿入されたインプラントにより異なるが、一般的にスムースタイプのものは長期にわたるマッサージが必要であると言われている。マッサージしないと被膜がバッグに向かって拘縮しやすいこと、マッサージをすることでインプラントがいつまでも動いて自然さが描出されるということである。

　一方、テクスチャードタイプには原則としてマッサージは必要ない。特にアナトミカルのインプラントを使用している場合は、マッサージによってインプラントが回ってしまい形態が変わってしまうことがある。

　術後に内出血がある場合には、マッサージというよりは入浴時にその部分を適度にもませると吸収しやすい。また大胸筋下挿入で全体がむくんだり、腫れて乳房全体がパツンとしている場合は軽くもませると早く腫れがひく。

　被膜拘縮が起こった場合、Baker Grade II までであれば、マッサージにより被膜が破れることもあると言われている。III以上になった場合は被膜切開術適応と思われる。

■**インプラントの破損について**

　インプラントは人工物である以上、常に何らかのリスクの可能性はある。特に破損は深刻な問題であり、この弊害からはじまった1990年代の米国でのシリコンバッグ紛争については他書に譲るが、つねにこれに関するインフォームドコンセントは必要である。

　生理食塩水バッグが、『漏れても生理食塩水であるので安全』と言われているのは、漏れることが前提になっている。しかし破損すると短期間に小さくなり、元の形に戻るのではなく、インプラントが凹んだところから癒着が起こり変形する。乳輪乳頭が偏移したりして修正術が元々の豊胸術より難しくなることも少なくない。

　一方、内容がハイドロジェルのインプラントが破損すると徐々に小さくなる場合と、一度腫脹、発赤が起こってあたかも感染したような炎症症状が出ることもある。さらに皮膚が菲薄化したり、部分的に漏れたジェルが皮膚に染み出して変性することがあるので留意する。

8 シリコンインプラントについて

　先に述べた米国でのシリコンバッグ紛争をきっかけにインプラント暗黒の時代に入ったことは否めない。

　インプラントの認可を問わず豊胸を希望する患者は後を絶たず、ブラックマーケットと呼ばれる台湾、韓国などアジアを中心とした業者による違法輸入が横行した。これらの会社からは時として劣悪粗雑なインプラント、滅菌がきちんとされていない製品が送られてくることもあり、これを使用するか否かは医師のモラルの問題とも言えた。

　本邦では、現在も尚いずれのインプラントも厚生労働省の薬事承認は取れておらず、個人輸入という制度により、医師免許はじめ必要書類を提出することで厚労省から輸入の許可を受けて患者に必要な分だけが輸入できるというのが本筋である。よってすべての責任は輸入した医師にあるということを明記しているため、手術をしてそれっきりということは断じてあってはならない。術後のフォローについても定期的に行うことを術前からきちんと話しておけば、患者が結果が気に入らずに他院へ行ってしまうということはある程度避けられると思われる。

　インプラントの会社はいずれも外資であり、それでも需要の多い日本ではこれらの会社が日本で輸入手続き代行業者を紹介してくれるので、そこを利用することをお勧めする。

　一方、2006年11月、米国FDAは22歳以上の豊胸術を希望する患者に対してMentor、Allergan二大メーカーのラウンドジェルインプラントの使用を承認した。これはコヒーシブシリコンより柔らかいものである。認可の条件として術後10年のフォローアップと数年ごとのMRIによる検査を義務付けている**(表)**。

　コヒーシブシリコンの場合は、認可されたジェルよりもさらに硬く、粘着性があるので漏出する可能性は少ないが、コヒーシブの歴史自体がまだ浅いため、長期経過をみるためにも1年に1回はフォローし、触診、超音波、MRIなどによる破損の確認をするべきである。

　コヒーシブでないジェルシリコンインプラントを使用した場合は、漏れ出したジェルが拡散し、被膜を通って周囲組織へ散ってしまうことは少なくない。特に数十年前に豊胸を行った例では、異物肉芽腫、変形、違和感、変色などを起こしている**(図)**。しかしこれを完全に取り除くことは極めて難しく、可及的に除去するしかない。

　やわらかさを求めるあまり（または採算上）ジェルインプラントを勧めることは自戒する必要がある。

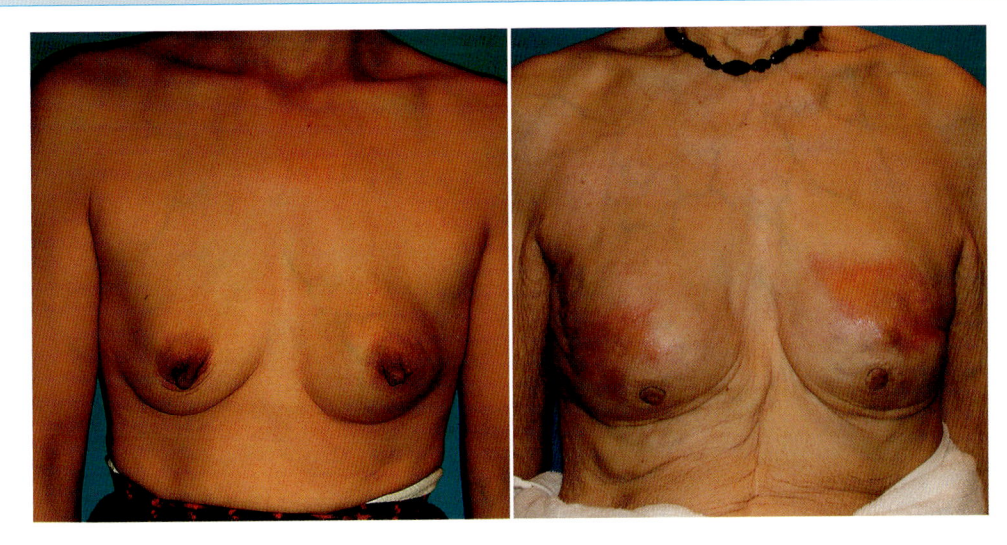

8 シリコンインプラントについて

ジェル漏出による変形

ジェル漏出による変色

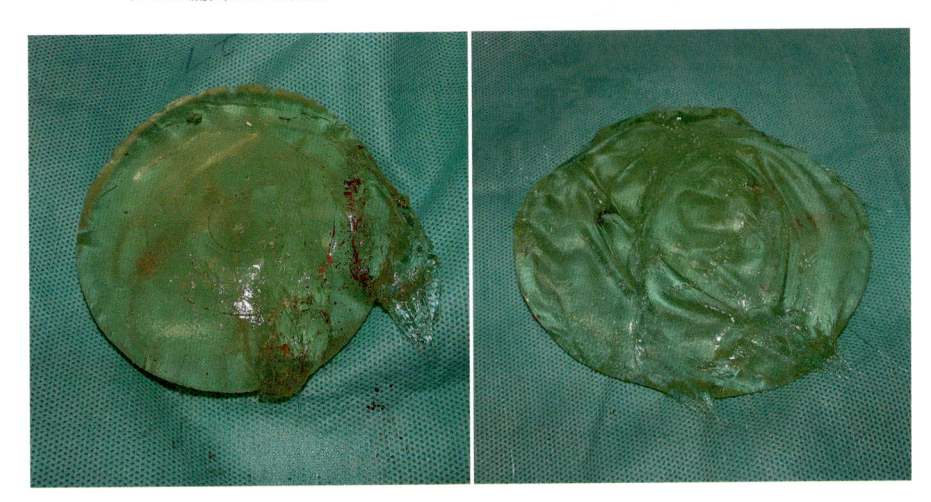

破損したシリコンジェルバッグ

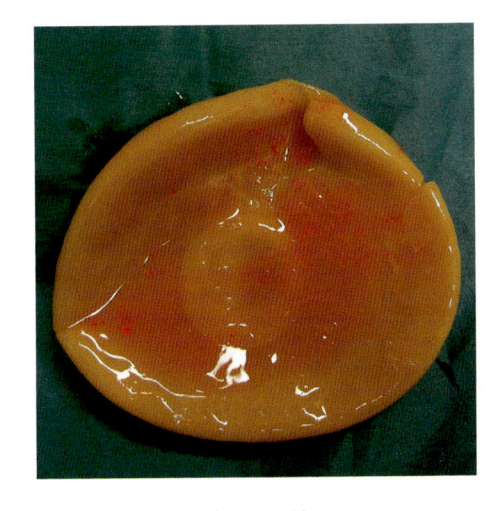

古いバッグ

図　ジェルシリコンインプラントの破損

第2章　Basic Techniques　43

表　シリコンジェル充填ブレストインプラントのFDA承認条件

相違部分を<u>赤字</u>（下線付）で表記

条件	Allergan（旧Inamed）社	Mentor社
対象製品	<u>Styles 10、15、20、40、45、110、115、120</u>	<u>Moderate Profile Style 7000, High Profile Style 4000, Moderate Plus Profile Style 8000</u>
1. 承認後コア臨床試験	「コアスタディ」の10年評価までの継続。但し、以下を追加のこと 1) MRIテスト非実施患者に対する<u>7年次及び9年次</u>のMRIテスト実施 2) 再挿入非実施インプラント摘出患者の10年間の追跡 3) 本試験の5年次及び10年次、並びにFDAが必要と判断した時点の所見を反映した患者及び医師向文書の改訂	コアスタディの10年評価までの継続。但し、以下を追加のこと 1) MRIテスト非実施患者に対する<u>6年次、8年次及び10年次</u>のMRIテスト実施 2) 再挿入非実施インプラント摘出患者の10年間の追跡 3) 5年次及び10年次、並びにFDAが必要と判断した時点の所見を反映した患者及び医師向文書の改訂
2. 大規模承認後臨床試験	「コアスタディ」と別に以下の臨床試験を承認後90日以内に実施すること 1) 患者数：シリコーンジェルインプラントグループ：<u>39,390</u>、生食インプラントグループ（対照区）：<u>19,605</u> 2) 観察項目：局所の合併症、結合組織病とその兆候や症状、神経系疾患とその兆候や症状、子孫、繁殖、必乳、癌の発生、自殺、乳房X線撮影（マンモグラフィー）などへの影響、MRIテストの遵守と破裂率 3) データ収集方法・時期：患者に対しては、インターネット、郵便、電話で毎年1回アンケートにて収集、医師に対しては、局所の合併症に関し、<u>1、4、10年次に</u>医師評価を収集 4) 本試験の5年次及び10年次、並びにFDAが必要と判断した時点の所見を反映した患者及び医師向文書の改訂 5) FDAへの報告：FDAが必要なしとするまで、四半期ベースで以下の報告をすること 　i) グループ毎の試験参加患者数（シリコーン対生食） 　ii) 効能別・グループ別試験参加患者数（初回豊胸群、豊胸再手術群、初回再建群、再建再手術群） 　iii) 人種・民族別。グループ別試験参加患者数 　iv) 最終予定参加患者数に対する患者参加率 　v) 予定フォローアップ患者数に対するフォローアップ率 最初の2年間は6カ月毎、その後は、毎年以下の進捗状況を報告すること 　i) 最終予定参加患者数と比較した参加患者数の現況 　ii) 予定分布率と比較した人種・民族の分布状況 　iii) 患者及び医療機器の詳細出納 　iv) 試験観察全項目に関する所見の要約 　v) 患者不適格又は登録非選定の理由	「コアスタディ」と別に以下の臨床試験を承認後90日以内に実施すること 1) 患者数：シリコーンジェルインプラントグループ：<u>41,900</u>、生食インプラントグループ（対照区）：<u>1,000</u> 2) 観察項目：局所の合併症、結合組織病とその兆候や症状、神経系疾患とその兆候や症状、子孫、繁殖、必乳、癌の発生、自殺、乳房X線撮影（マンモグラフィー）などへの影響、MRIテストの遵守と破裂率 3) データ収集方法・時期：患者に対しては、インターネット、郵便、電話で毎年1回収集、医師に対しては、局所の合併症に関し、<u>1、4-6、9-10年次に</u>医師評価を収集 4) 本試験の5年次及び10年次、並びにFDAが必要と判断した時点の所見を反映した患者及び医師向文書の改訂 5) FDAへの報告：FDAが必要なしとするまで、四半期ベースで以下の報告をすること 　i) グループ毎の試験参加患者数（シリコーン対生食） 　ii) 効能別・グループ別試験参加患者数（初回豊胸群、豊胸再手術群、初回再建群、再建再手術群） 　iii) 人種・民族別。グループ別試験参加患者数 　iv) 最終予定参加患者数に対する患者参加率 　v) 予定フォローアップ患者数に対するフォローアップ率 最初の2年間は6カ月毎、その後は、毎年以下の進捗状況を報告すること 　i) 最終予定参加患者数と比較した参加患者数の現況 　ii) 予定分布率と比較した人種・民族の分布状況 　iii) 患者及び医療機器の詳細出納 　iv) 試験観察全項目に関する所見の要約 　v) 患者不適格又は登録非選定の理由

3. 医療機器不具合研究	大規模承認後臨床試験の10年間の実施期間中に摘出回収されたインプラントについて、長期間の不具合の形態と原因をさらに明らかにするための前臨床試験の継続と、以下の特定の疑義を明らかにする追加試験 1）2005年4月のパネル会議で提起された問題に答えるための医原性の不具合についてのさらなる評価 2）何時、手術機器による損傷が発生するかについての明確化 3）手術の影響による不具合の評価と明確化 4）鋭角切り口の孔の原因の明確化 5）手術要因（例：切開孔の大きさ）とインプラント破裂の相関関係 関連所見を反映した患者及び医師向文書の改訂	大規模承認後臨床試験の10年間の実施期間中に摘出回収されたインプラントについて、長期間の不具合の形態と原因をさらに明らかにするための前臨床試験の継続と、以下の特定の疑義を明らかにする追加試験 1）2005年4月のパネル会議で提起された問題に答えるための医原性の不具合についてのさらなる評価 2）何時、手術機器による損傷が発生するかについての明確化 3）局所のシェルに対するストレスによる不具合の評価と明確化 4）手術要因（例：切開孔の大きさ）とインプラント破裂の相関関係 関連所見を反映した患者及び医師向文書の改訂	
4. フォーカスグループ試験	豊胸及び再建患者向文書に関するフォーカスグループ試験の実施。 試験内容は、承認文書の形式及び内容に関する患者の反応を独立したグループが種集することである。試験終了後、その所見を基に、本試験報告書付補遺と修正版患者及び医師向文書を提出すること。	豊胸及び再建患者向文書に関するフォーカスグループ試験の実施。 試験内容は、承認文書の形式及び内容に関する患者の反応を独立したグループが種集することである。試験終了後、その所見を基に、本試験報告書付補遺と修正版患者及び医師向文書を提出すること。	
5. インフォームドディジジョン	インフォームドコンセントを得るプロセスとして、患者用の総合情報源として、承認されたペイシェント・プランナー（"Patient Planner"）を配布すること。 これは、患者がその説明文書を読むために十分事前に入手でき、アラガンのインプラントに関連するリスクやその他の情報を理解したことを確実に保証するために、患者及び医師双方が指定された条項に署名することを意図したものである。そして、このプロセスがうまく機能していることを証明するため、毎年、無作為に抽出した50名の医師に対して承認されたサーベイを施行すること。そのサーベイ結果をFDAが必要なしと連絡するまでFDAに報告のこと。これに加えて、医師向トレーニングの一環としてこのプロセスのトレーニングを行うこと。	インフォームドコンセントを得るプロセスとして、承認された患者向文書を配布すること。 これは、患者がその説明文書を読むために十分事前に入手でき、アラガンのインプラントに関連するリスクやその他の情報を理解したことを確実に保証するために、患者及び医師双方が指定された条項に署名することを意図したものである。そして、このプロセスがうまく機能していることを証明するため、毎年、無作為に抽出した50名の医師に対して貴社承認のサーベイを施行すること。そのサーベイ結果をFDAが必要なしと連絡するまでFDAに報告のこと。これに加えて、医師向トレーニングの一環としてこのプロセスのトレーニングを行うこと。	
6. 補足臨床試験（Adjunct Study）	アラガン補足臨床試験（Allergan Adjunct Study P910044）については新規患者の試験参加を中止し、現在、試験参加患者の5年間のフォローアップ	メンター補足臨床試験（Mentor Adjunct Study P910037/P910038）については新規患者の試験参加を中止し、現在、試験参加患者の5年間のフォローアップ	

BREAST

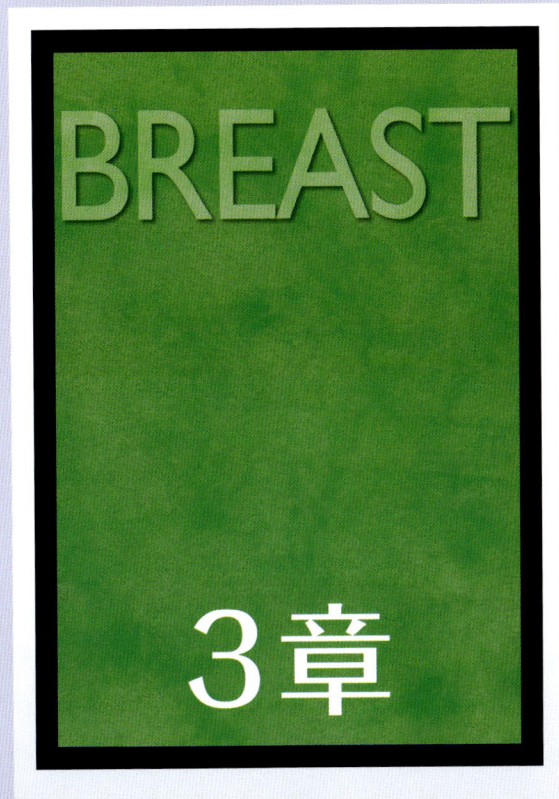

3章

Clinical Cases

症例タイトルの凸、▭（フラット）、凹はマウントを、
△、△、△はSN-Nトライアングルを示す

CASE 01 凸 △ Anatomical MM 215cc

（34歳、術後1カ月）

Patient evaluation
皮膚の緩み：普通
N-IMF（標準6cm）：普通

術前

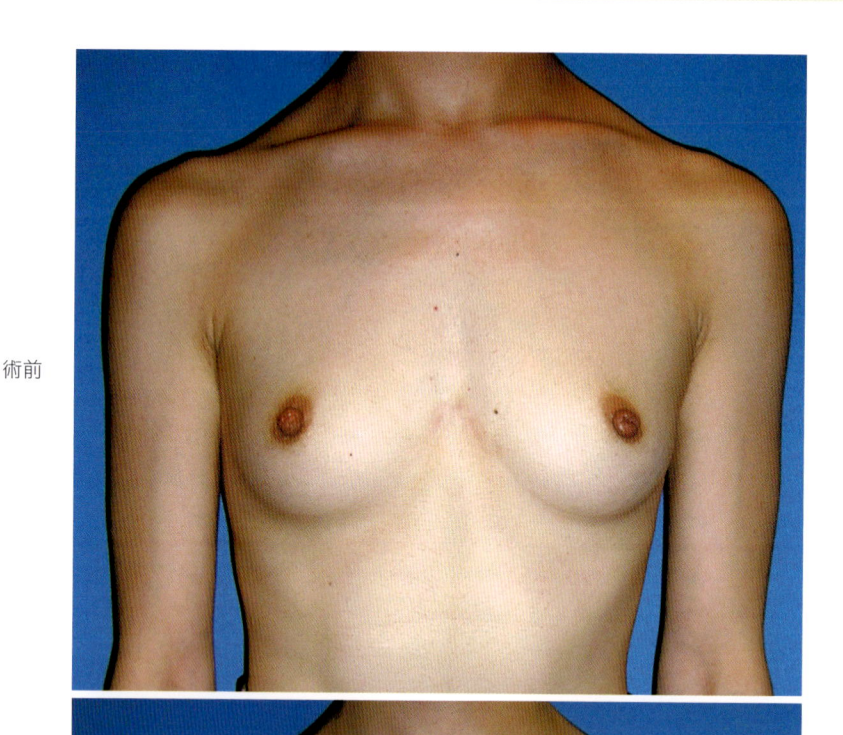

術後

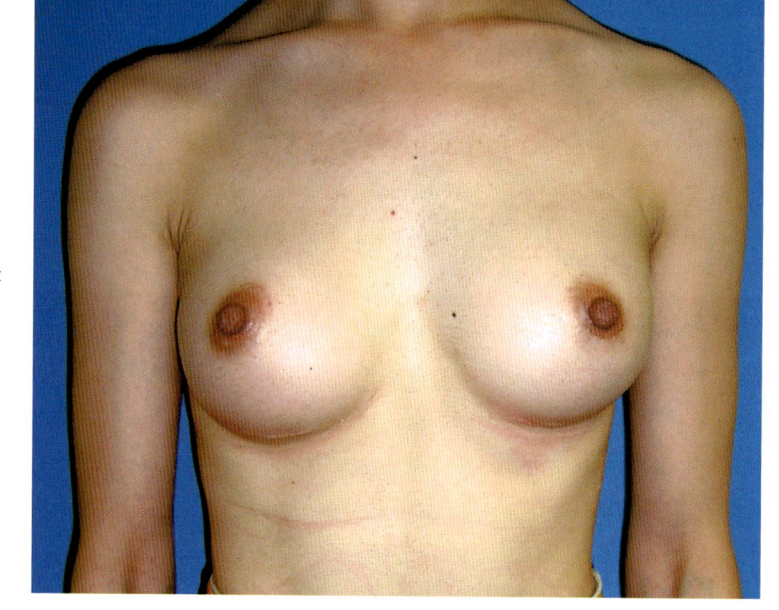

Comment

術前は極めて対称的でバランスのよい胸。

比較的 round に近い anatomical のインプラント Moderate Height Moderate Projection の 215cc を選択した。スロープもきれいに出ており、全体のバランスは良好である。

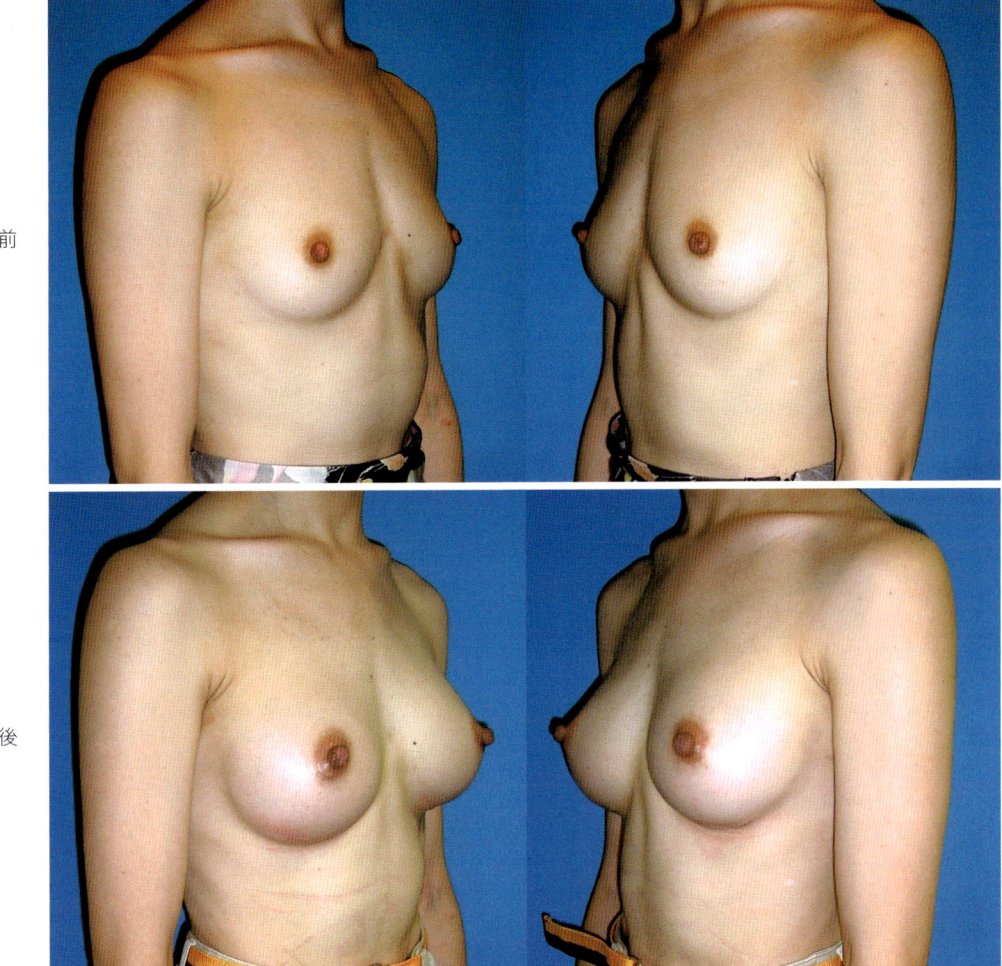

術前

術後

CASE 02　凸　△　　　　Round 280cc

（32歳、術後1年）

Patient evaluation

皮膚の緩み：普通

N-IMF（標準6cm）：普通

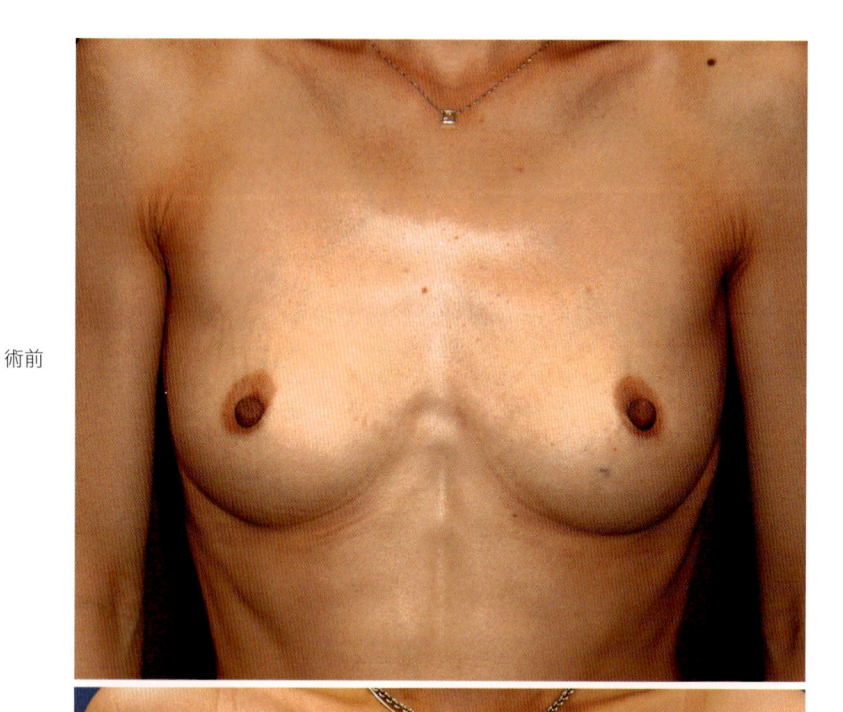

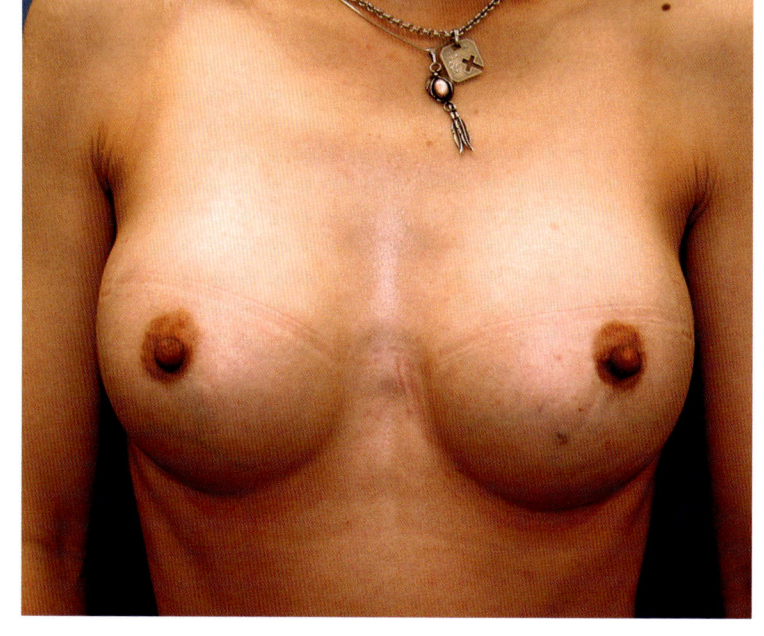

術前

術後

Comment

N-IMF は普通で術前のバランスはよい。

Round の 280cc とかなり大きなものを入れたにも関わらずバランスは崩れずにすんだ。乳頭間はやや開いたが、スロープの形状を含め、悪くはない。

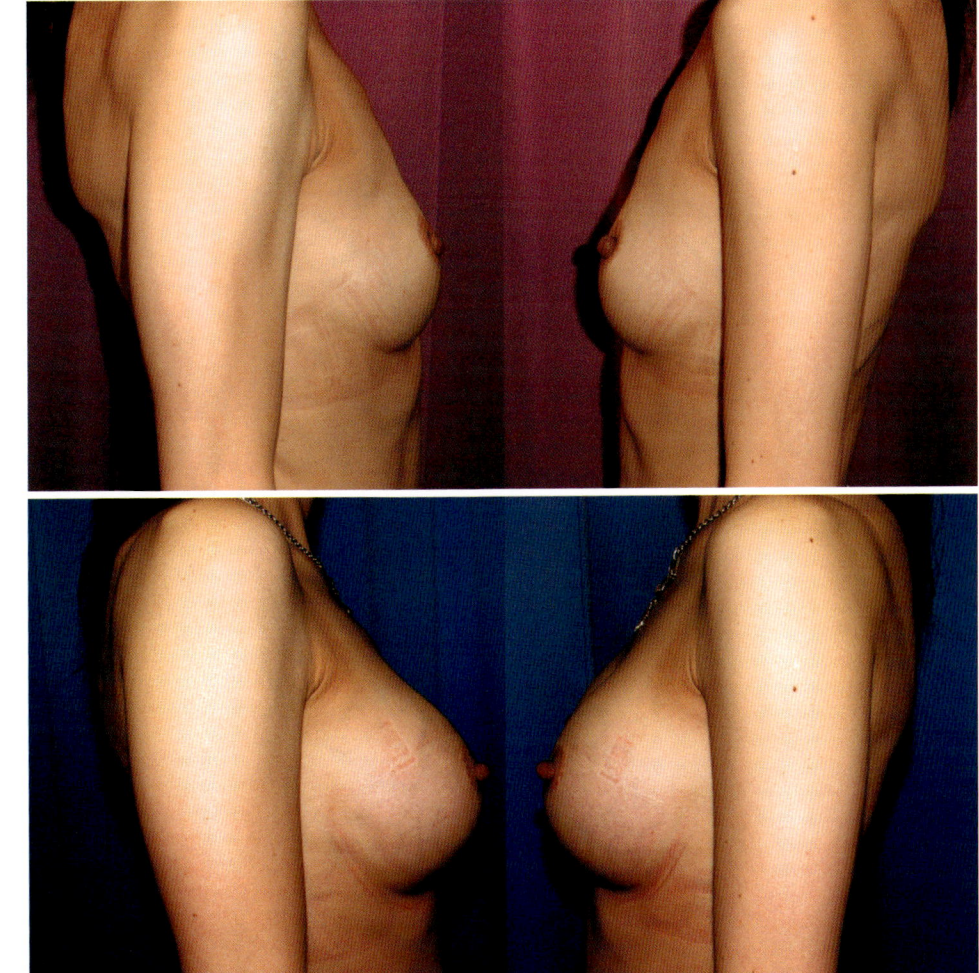

術前

術後

| CASE 03 | 凸 △ | Round 200cc |

（24歳、術後2年3カ月）

Patient evaluation

皮膚の緩み：普通

N-IMF（標準6cm）：長い

術前

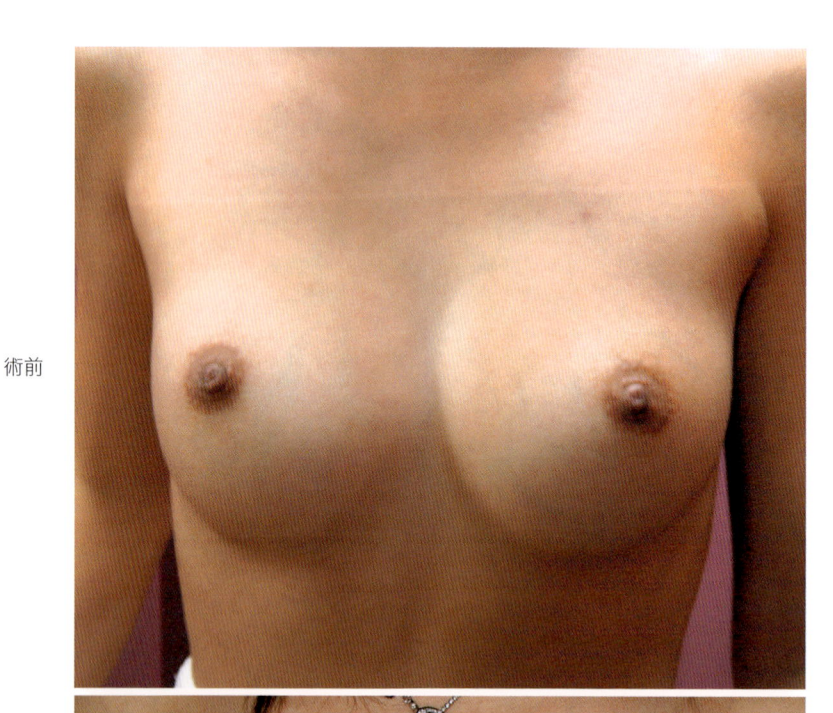

術後

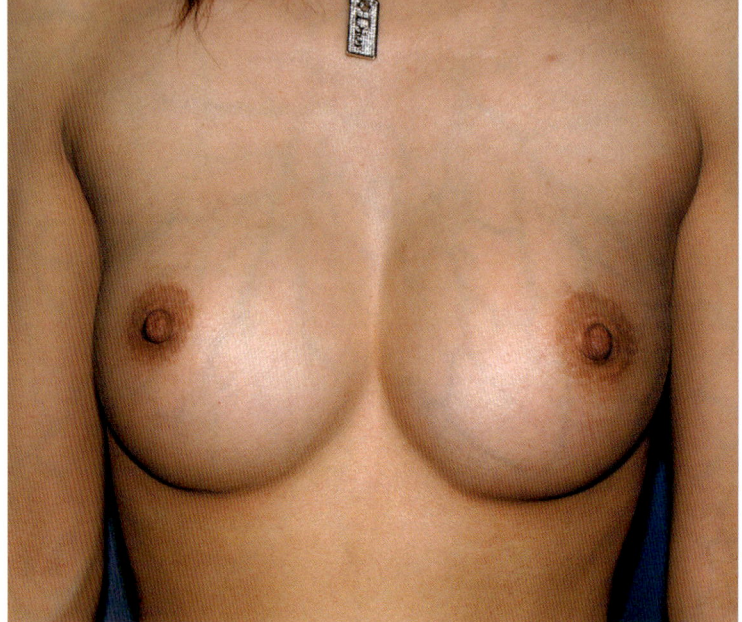

Comment

　N-IMFが長いので200ccのインプラントでは、N-IMFがさらに長い感じになった。スロープがやや不自然か。

術前

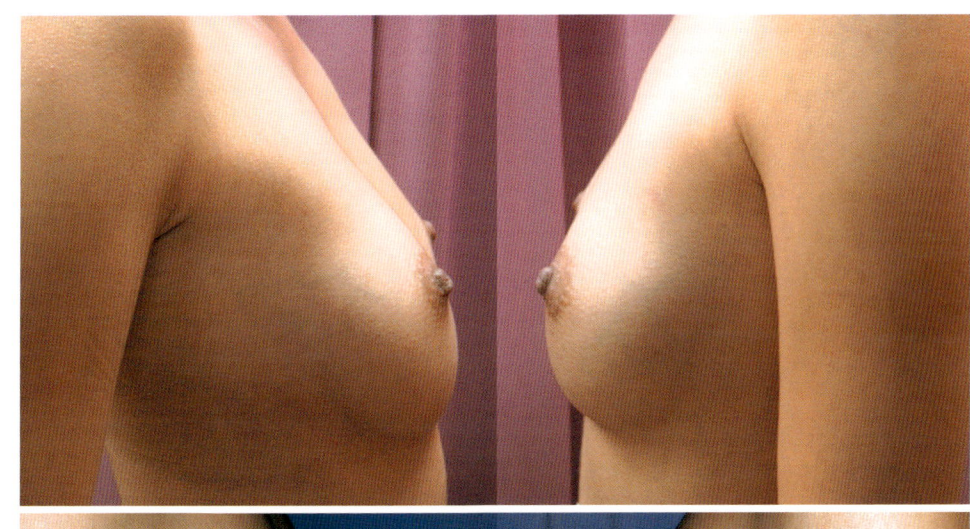

術後

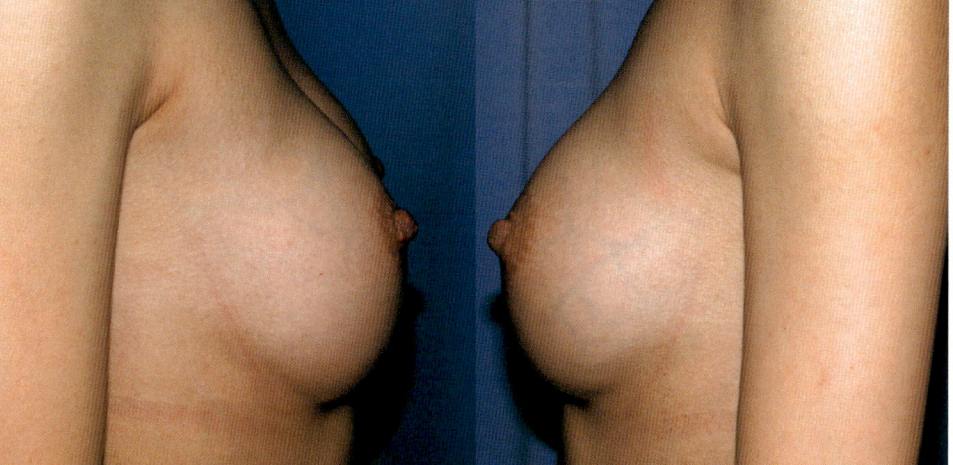

CASE 04	凸 △	Round 140cc
		（29歳、術後2年4カ月）

Patient evaluation

皮膚の緩み：普通
N-IMF（標準6cm）：短い

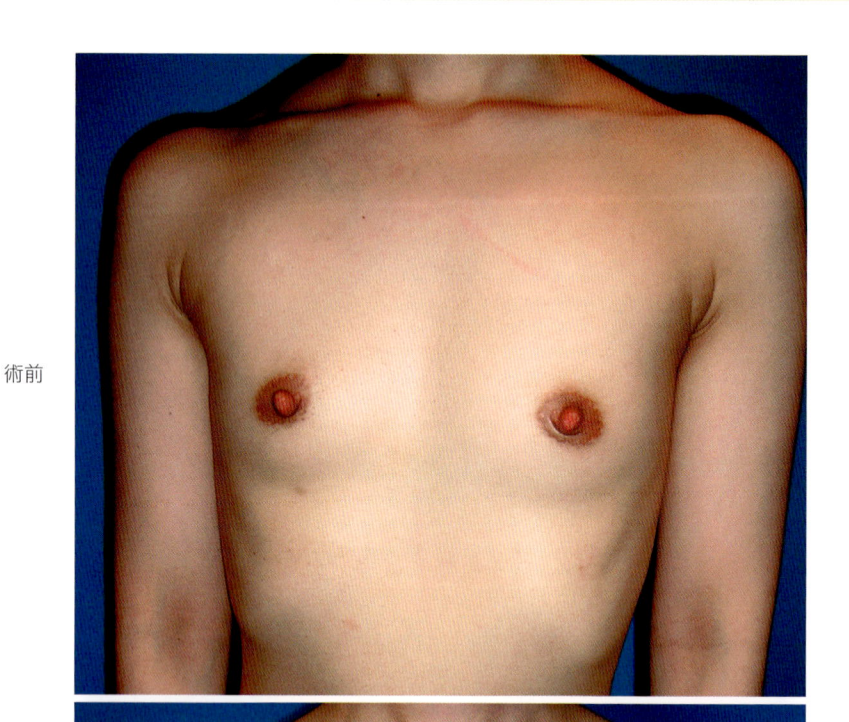

術前

術後

Comment

大胸筋が張っていて IMF はわかりにくく、距離も短い。140cc のため、乳頭の変化は少ない。若干 N-IMF が長めとなったが、許容範囲。

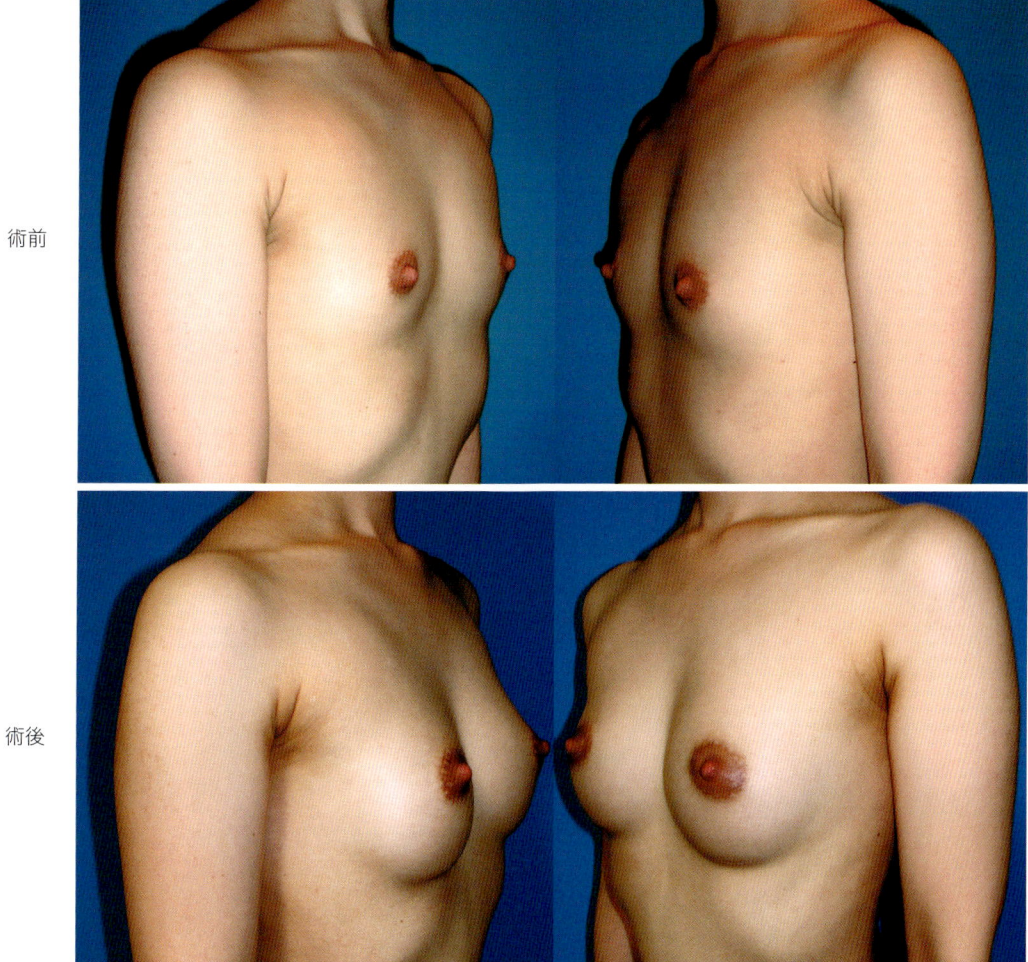

術前

術後

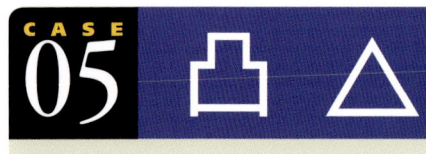

CASE 05 凸 △　Round 240cc

（33歳、術後4カ月）

Patient evaluation
皮膚の緩み：不足
N-IMF（標準6cm）：短い

術前

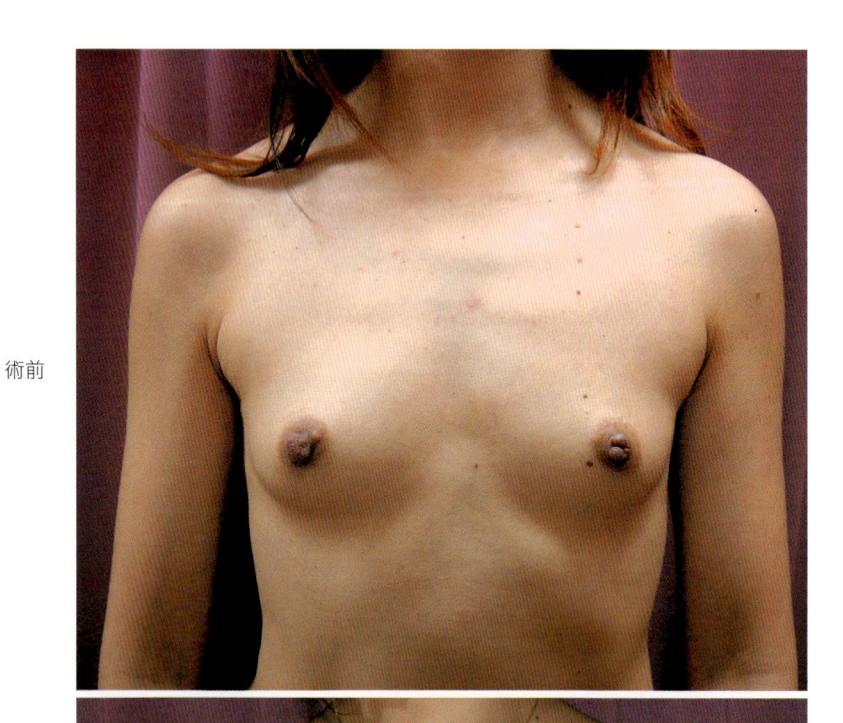

術後

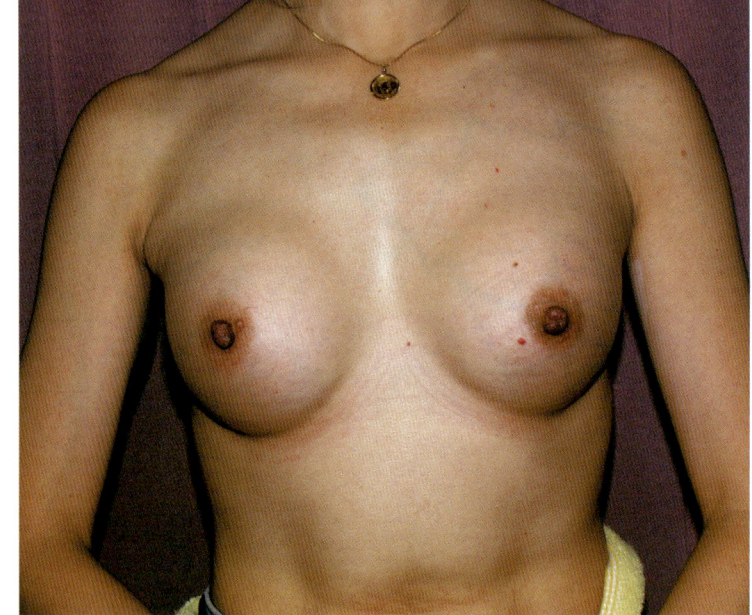

Comment

　N-IMF が短く、皮膚の緩みも不足している。Round で 240cc のインプラントではやや大きすぎるせいか、スロープにノッチが生じた。乳頭の偏位はぎりぎり許容範囲だろう。

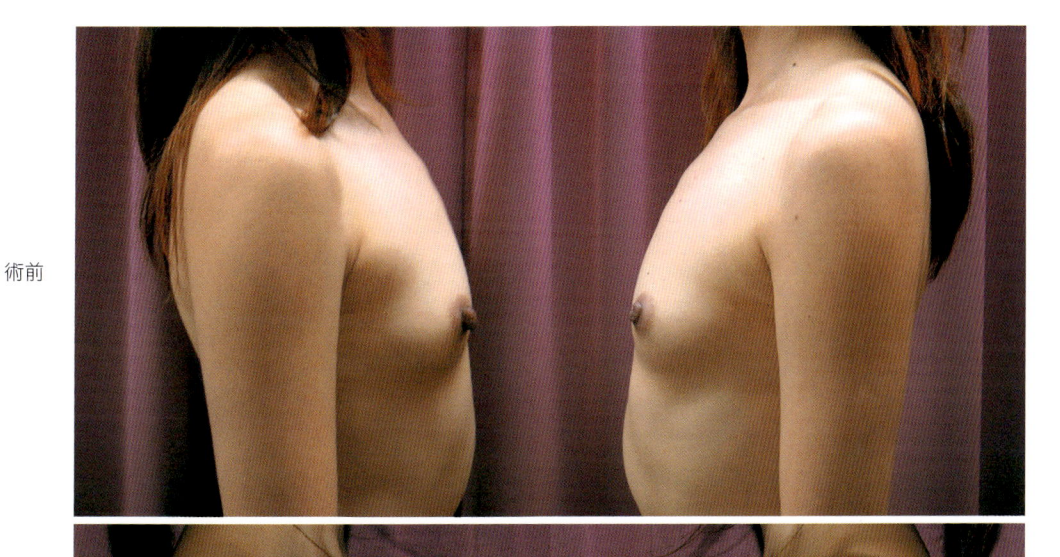

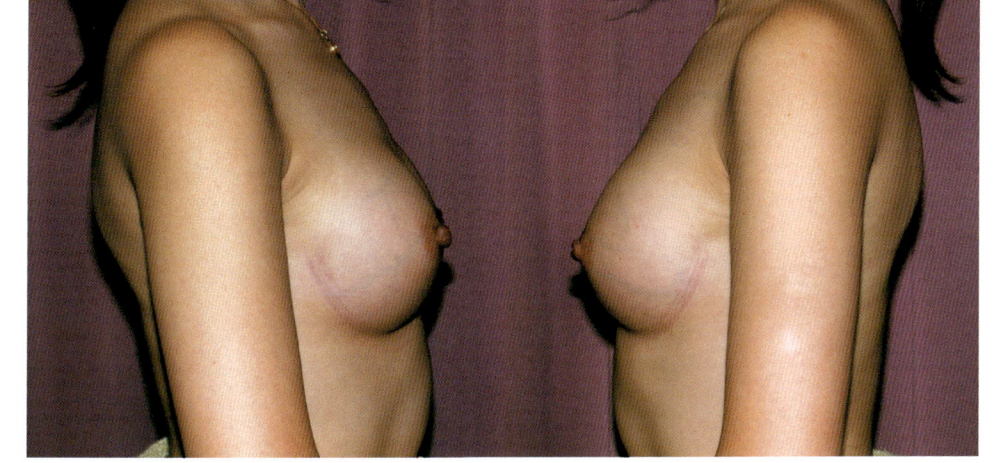

術前

術後

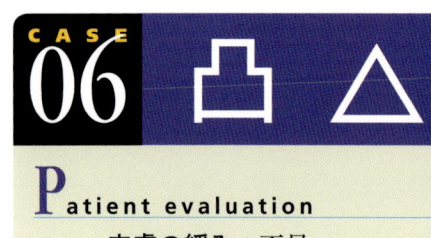

CASE 06 凸 △　　　　Round 200cc

（26歳、術後3年2カ月）

Patient evaluation
皮膚の緩み：不足

N-IMF（標準6cm）：短い

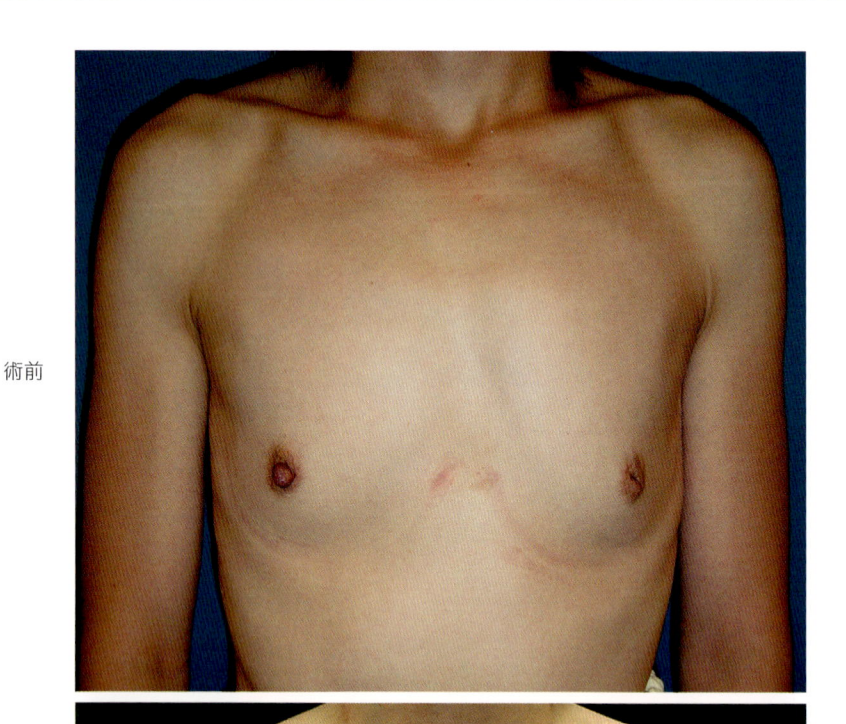

術前

術後

Comment

大胸筋が発達しており、スロープのバランスはもとより悪い。
これ以上大きいサイズだと、乳頭間がさらに拡大し、不自然となる。

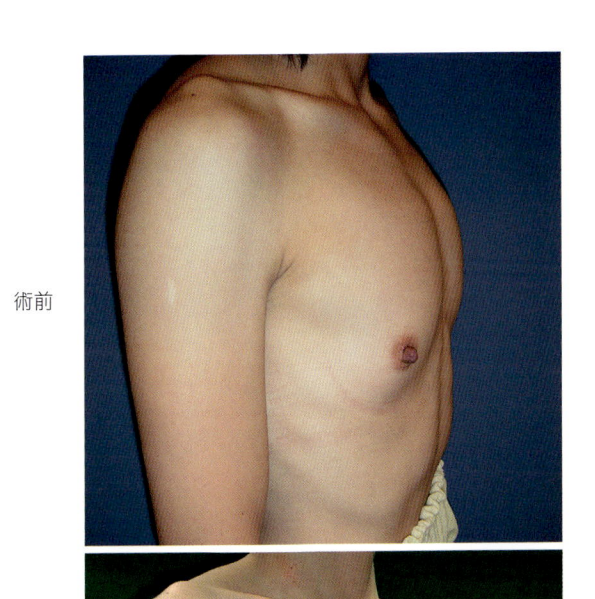

術前

術後

CASE 07　凸 △　Round HP 160cc

（46歳、術後1年）

Patient evaluation
皮膚の緩み：普通
N-IMF（標準6cm）：普通

術前

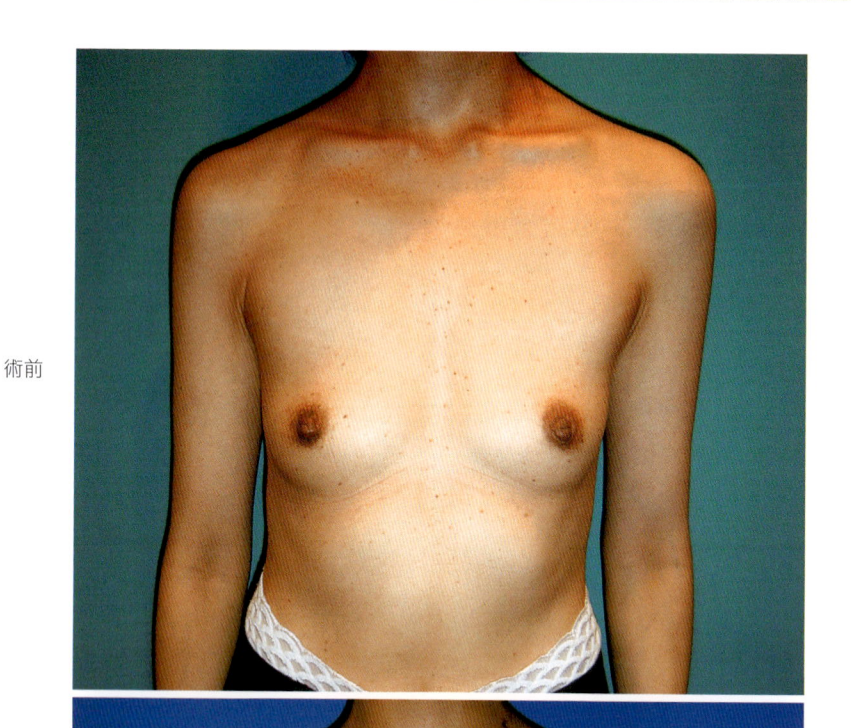

術後

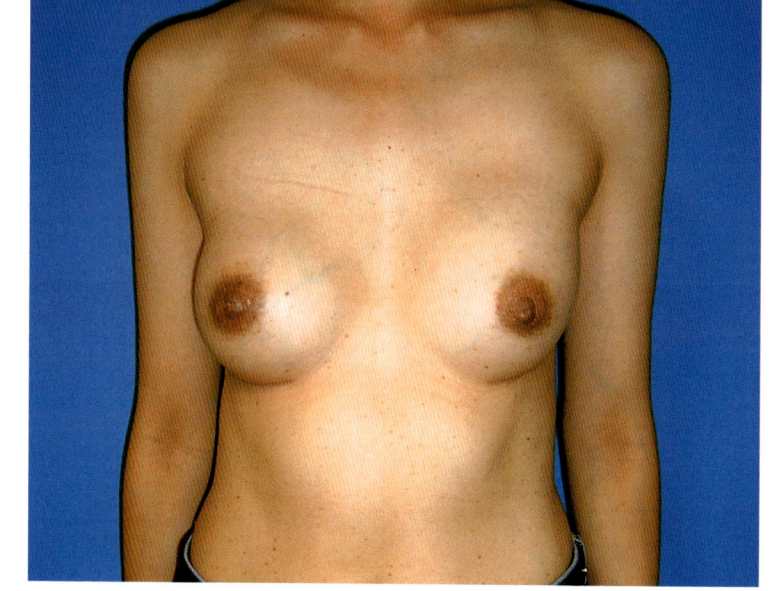

Comment

Round の Hight Projection 160cc を選択した。

　スロープの軽度の左右差があるが、バランスはよい。Anatomical の方がスロープがスムースになったかもしれない。乳頭間の拡大もこの程度ならよい。縦長のトライアングルのため、やや上下的に間延びした感がある。

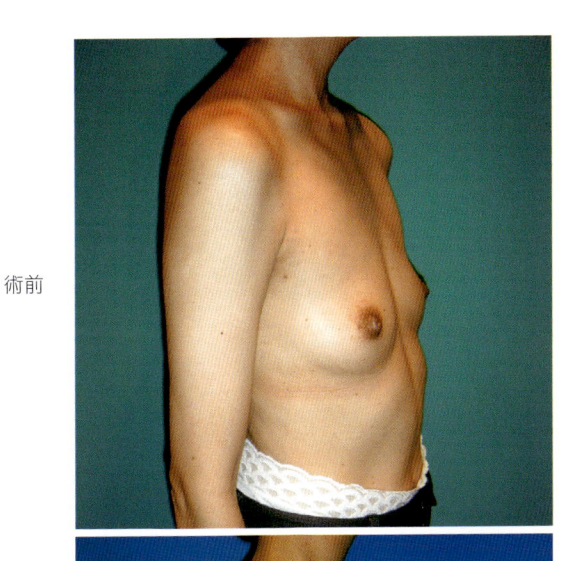

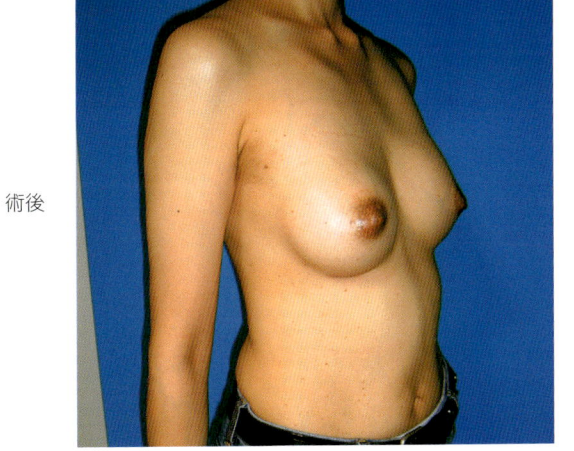

術前

術後

CASE 08 凸 △ Anatomical MM 160cc

（40歳、術後2年3カ月）

Patient evaluation

皮膚の緩み：余剰

N-IMF（標準6cm）：短い

術前

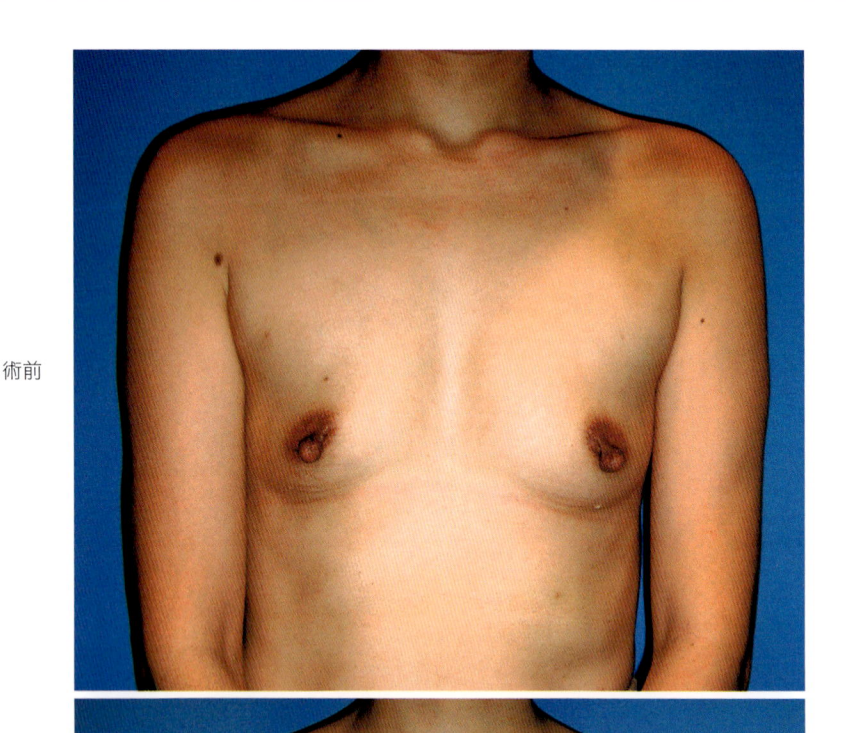

術後

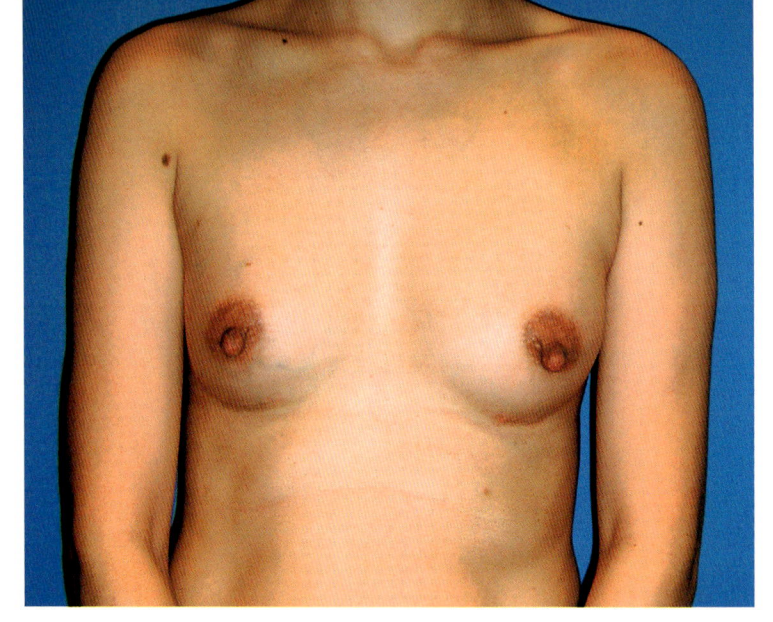

Comment

N-IMF が短く、乳腺が萎縮している。
Moderate Height で Moderate Projection 160cc を挿入した。
乳頭下垂のため N-IMF が短く見えるがバランスは良好。

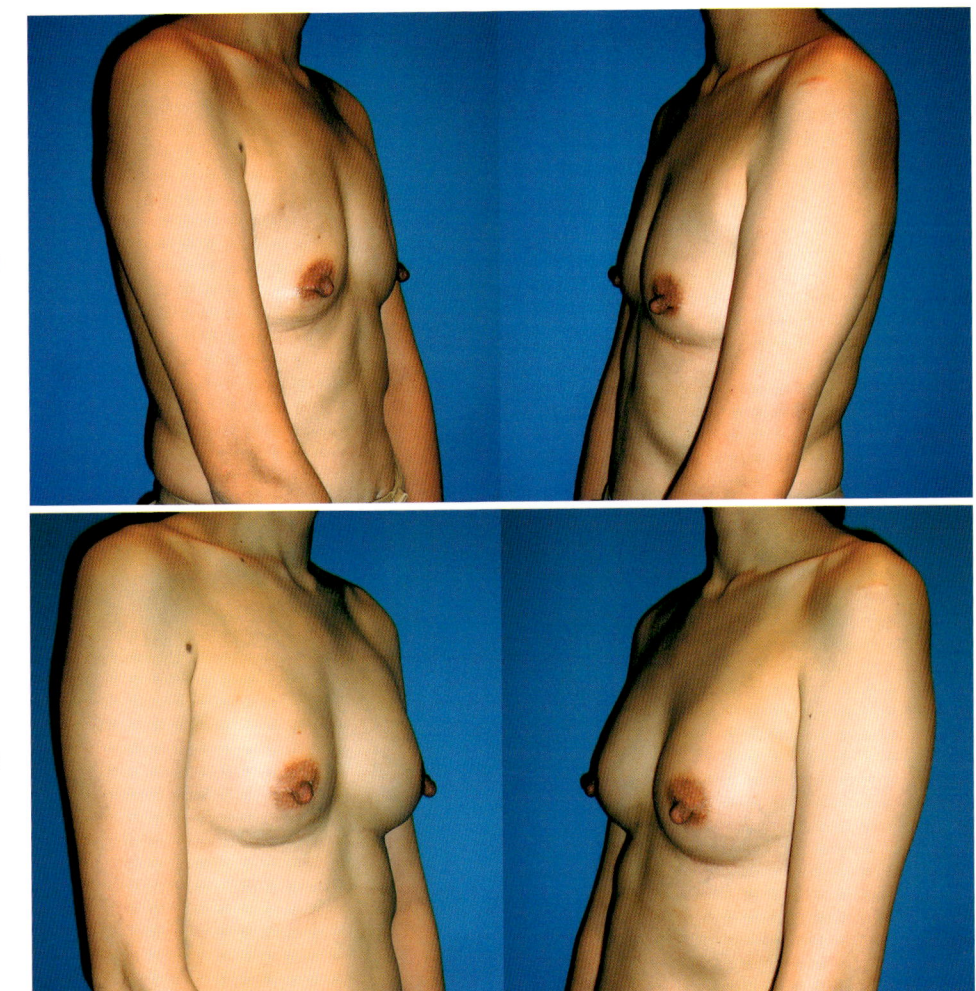

術前

術後

CASE 09 凸 △ Round 280cc

(32歳、術後7カ月)

Patient evaluation

皮膚の緩み：余剰

N-IMF（標準6cm）：短い

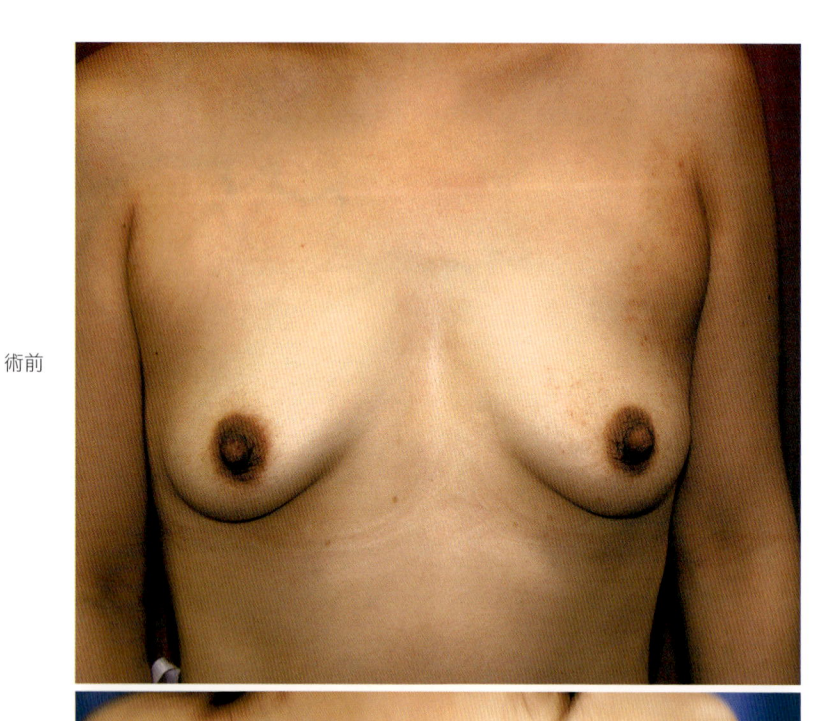

術前

術後

Comment

乳房の萎縮がある。280cc 程度の大きめのインプラントを入れれば、張りが出ることで下垂も目立たなくなりバランスはよい。ただし、乳頭間は拡がってくる。

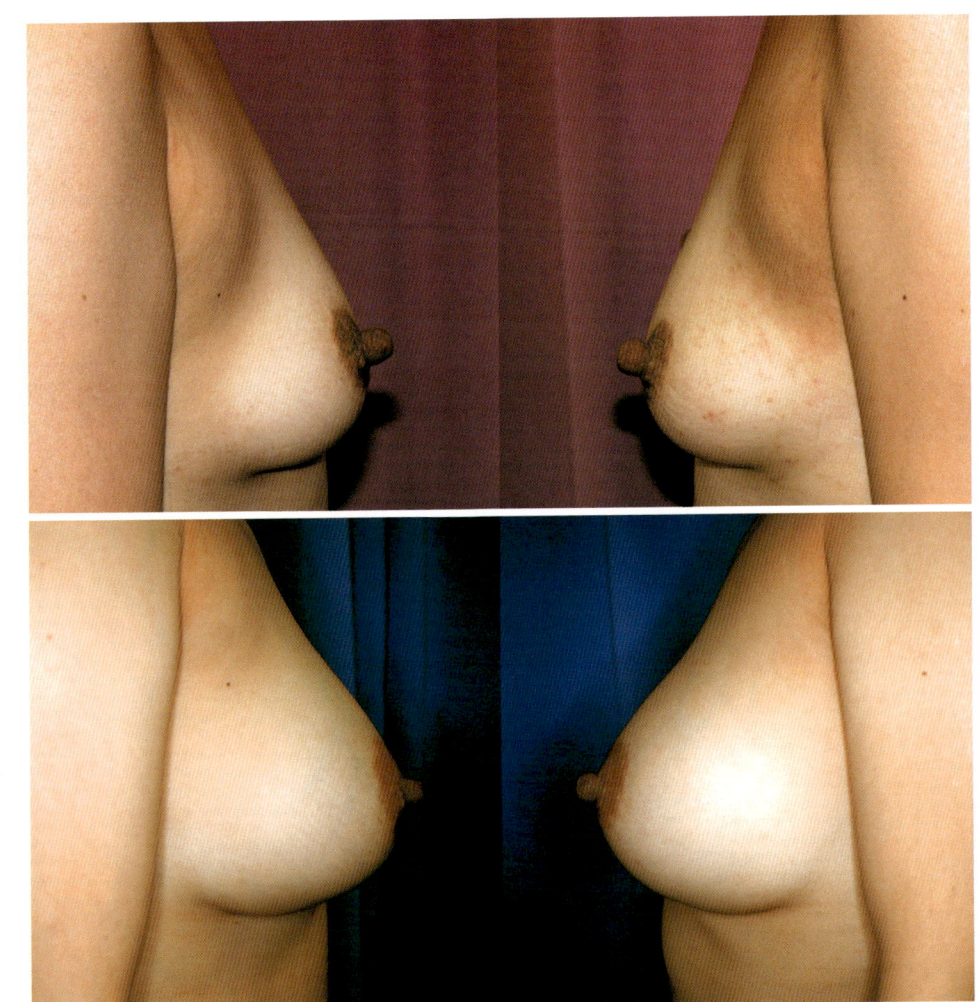

術前

術後

CASE 10 凸 △ Round 280cc

(29歳、術後5カ月)

Patient evaluation

皮膚の緩み：余剰

N-IMF（標準6cm）：短い

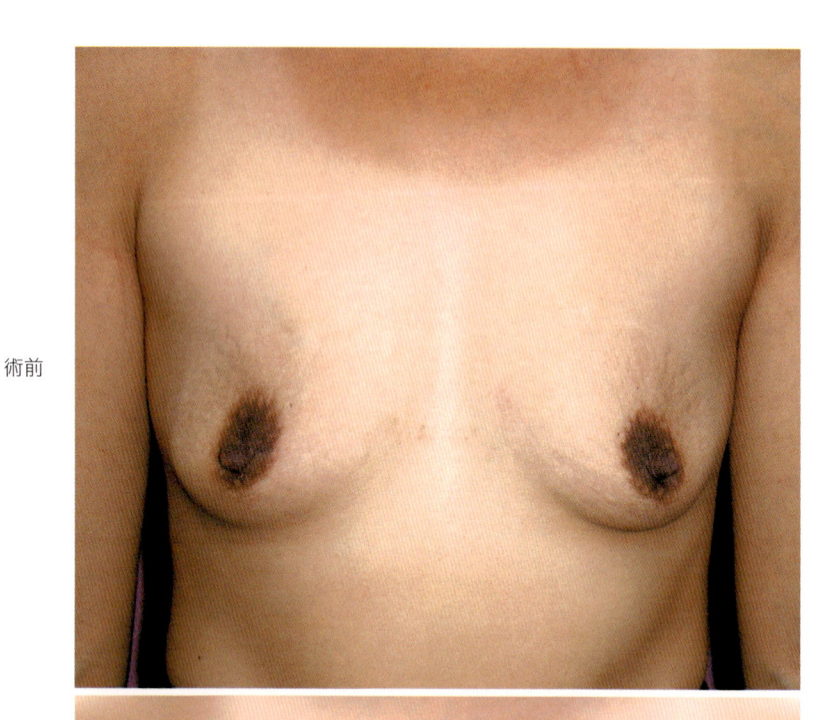

術前

術後

Comment

下垂とまでは言えないが、乳腺の萎縮に伴う皮膚の弛緩が目立つ。Mastopexy をせずインプラントだけだと乳頭の上下左右の変化が著しい。乳房形態もよいとは言えないが、患者は満足するケースも少なくない。

術前

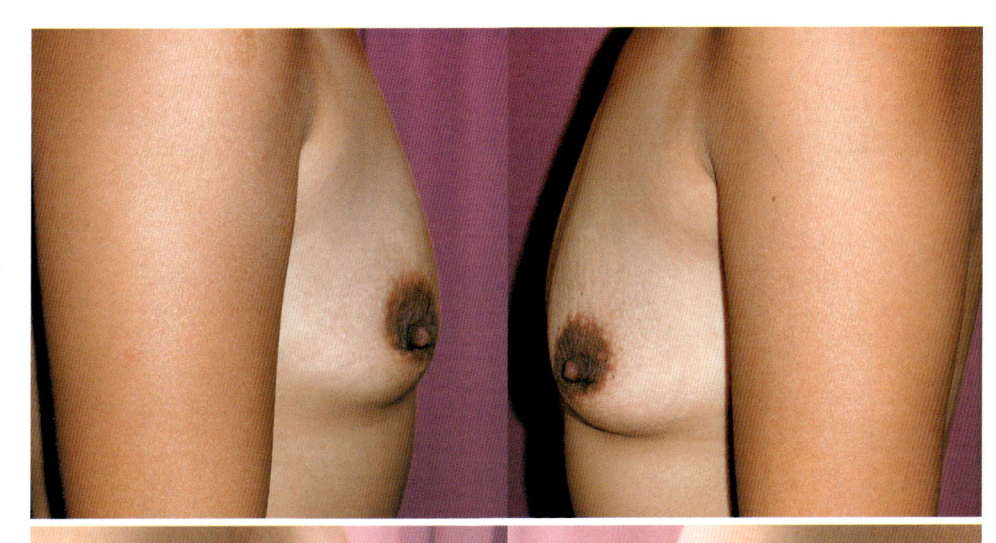

術後

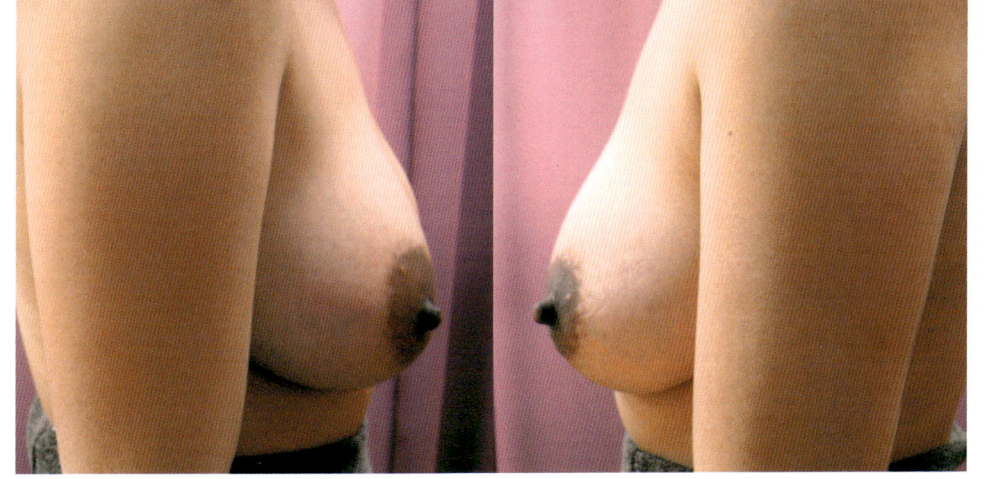

CASE 11 凸 △　　Anatomical LL 180cc

（56歳、術後3年）

Patient evaluation

皮膚の緩み：余剰

N-IMF（標準6cm）：短い

術前

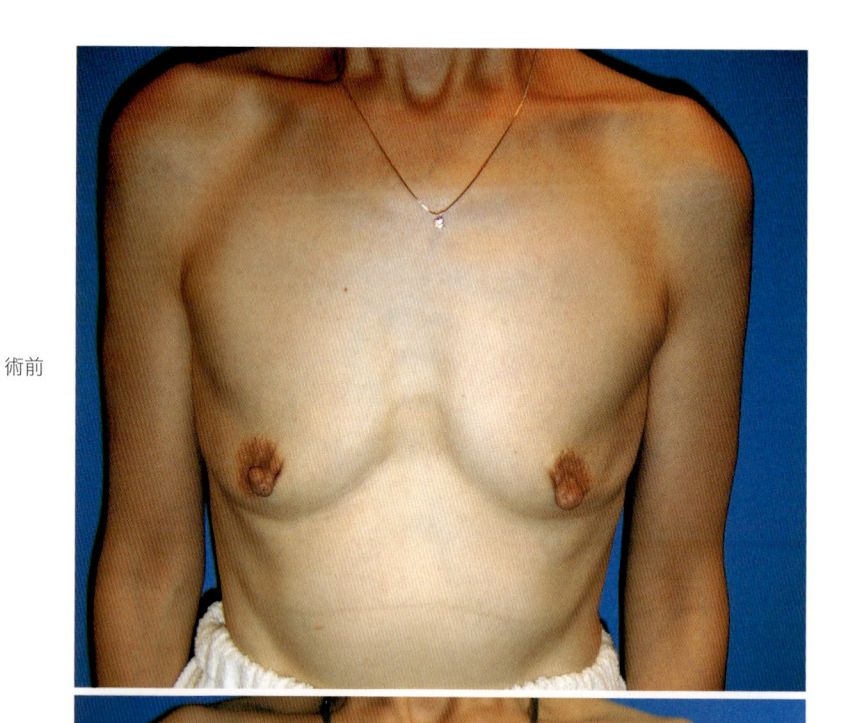

術後

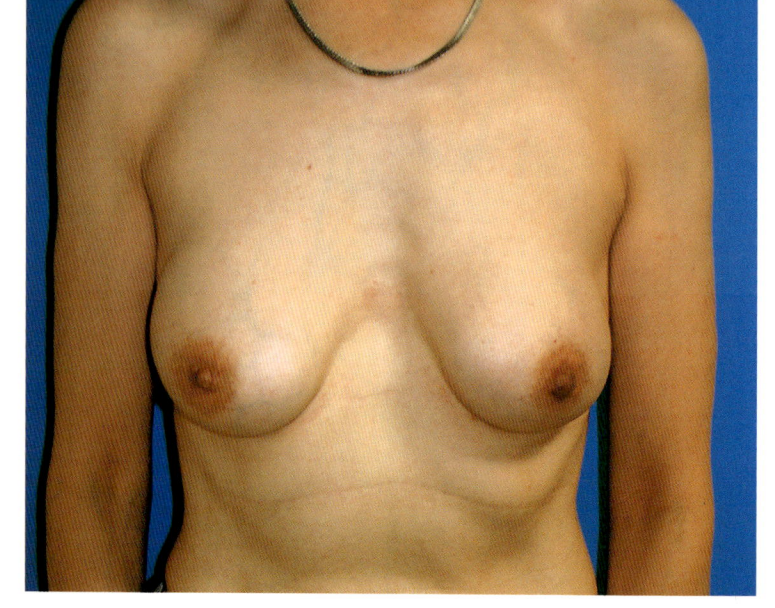

68

Comment

大胸筋に張りがあり、乳腺・皮膚の弛緩や短い N-IMF のため難しいタイプ。Low Height, で Low Projection 180cc インプラントを選択した。下垂の感じは残っているがスロープはスムースで年齢相応の自然なバランスである。

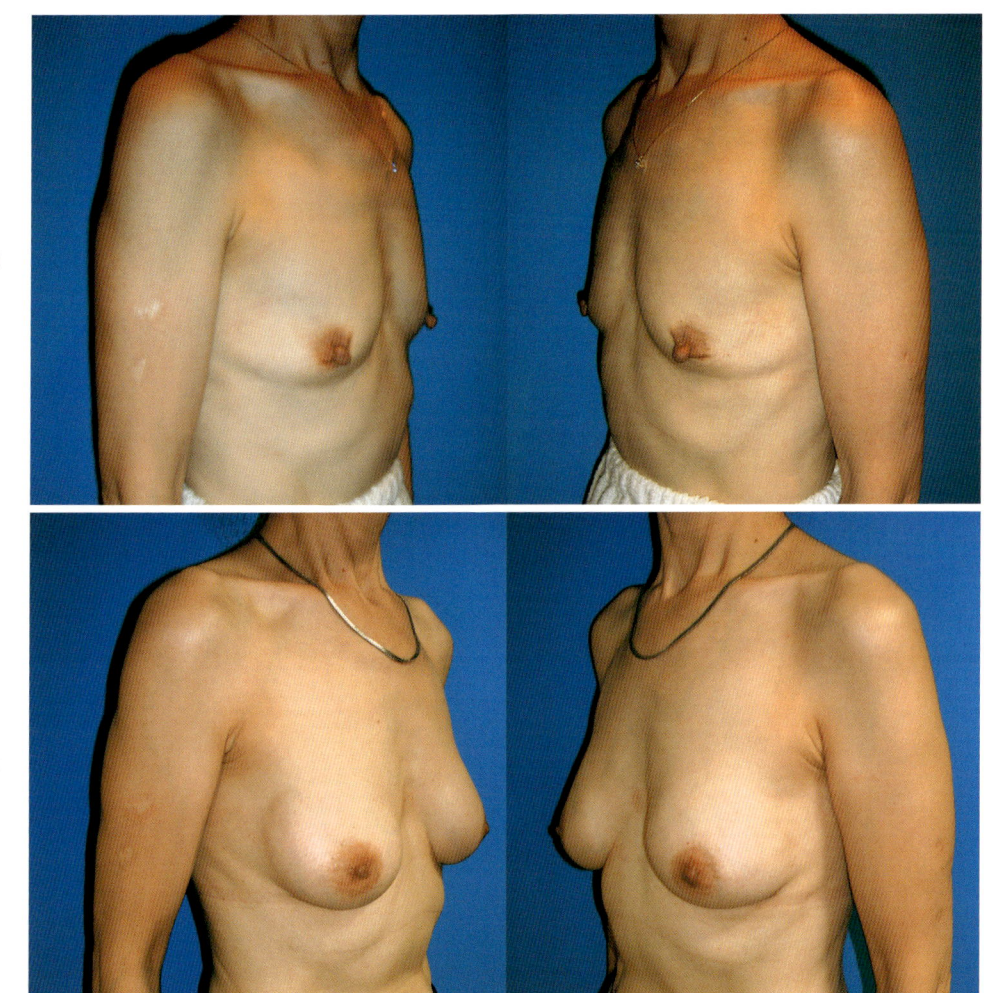

術前

術後

CASE 12 凸 △ Anatomical LM 220cc

（53歳、術後6カ月）

Patient evaluation

皮膚の緩み：余剰

N-IMF（標準6cm）：普通

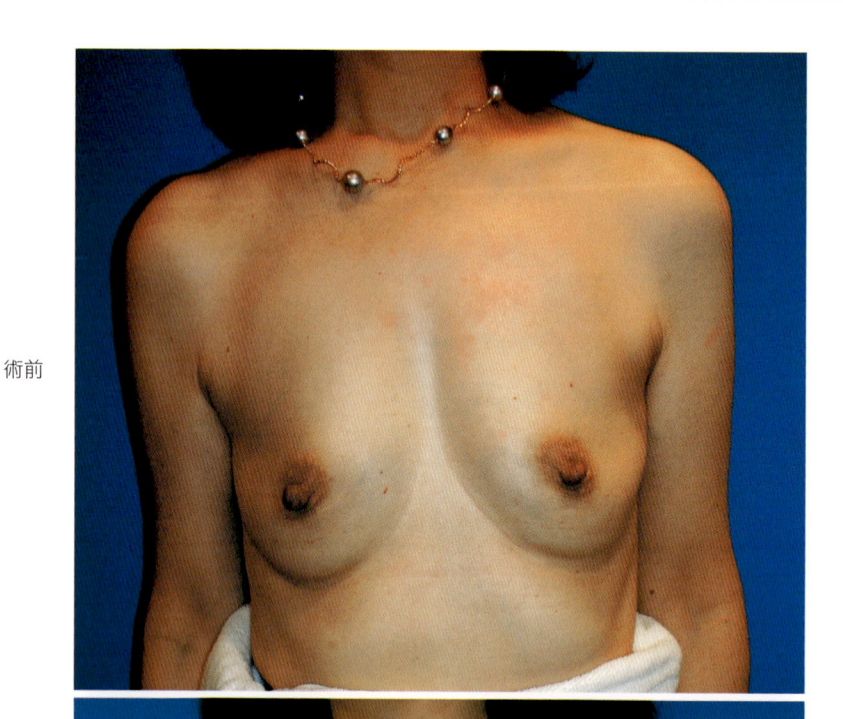

術前

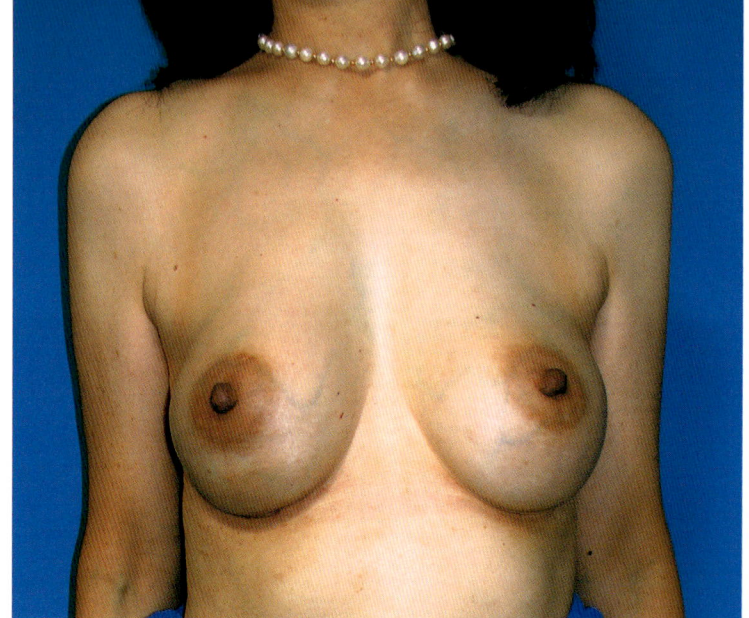

術後

Comment

乳房の萎縮があるが、N-IMF は短くない。

Low Height で Moderate Projection 220cc を選択した。乳腺の萎縮により上方にボリュームがないため full height にすると上方の凸が目立つので注意する。

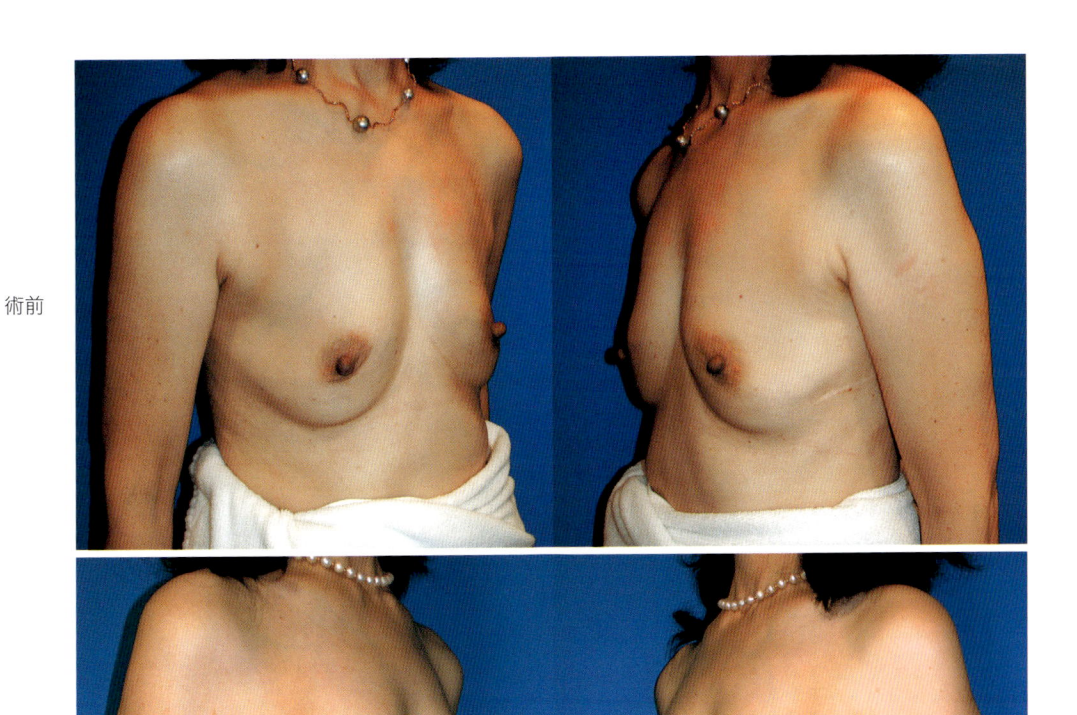

術前

術後

CASE 13 凸 △   Anatomical MM 245cc

（52歳、術後1年2カ月）

Patient evaluation
皮膚の緩み：不足
N-IMF（標準6cm）：無

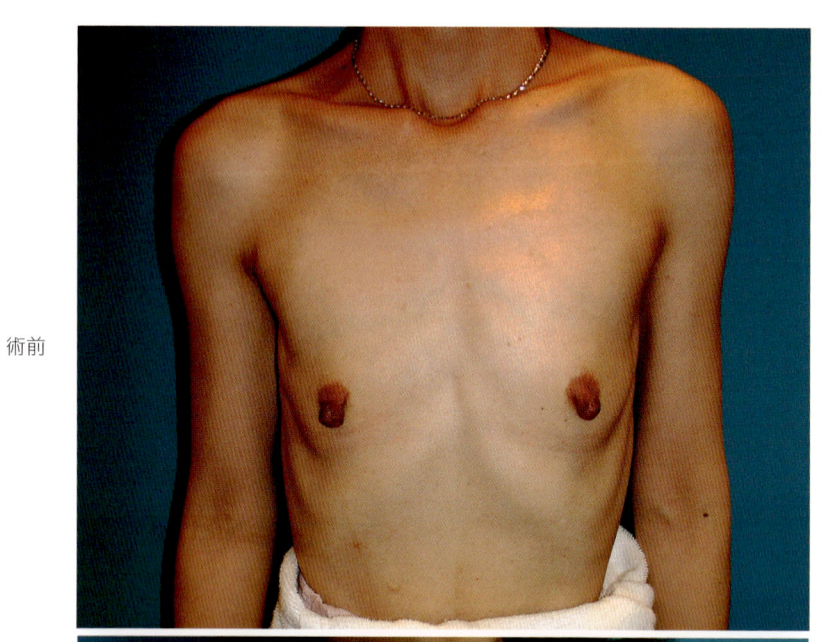

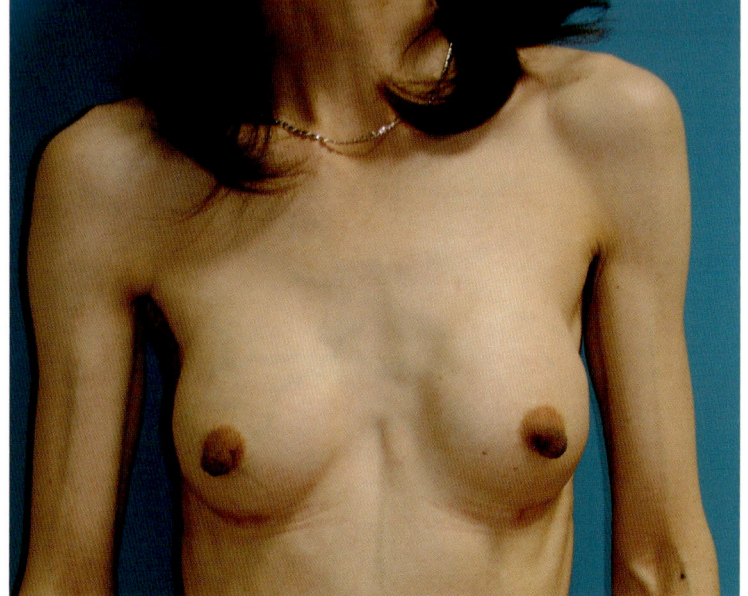

術前

術後

Comment

皮膚の緩みがかなり不足しておりインプラントの形状が透けやすい。

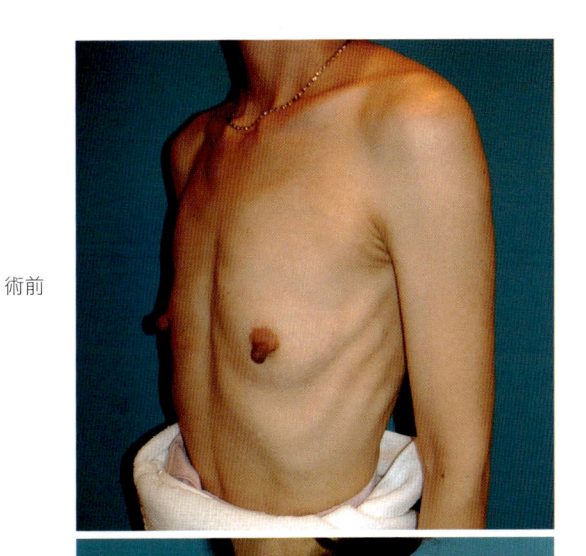

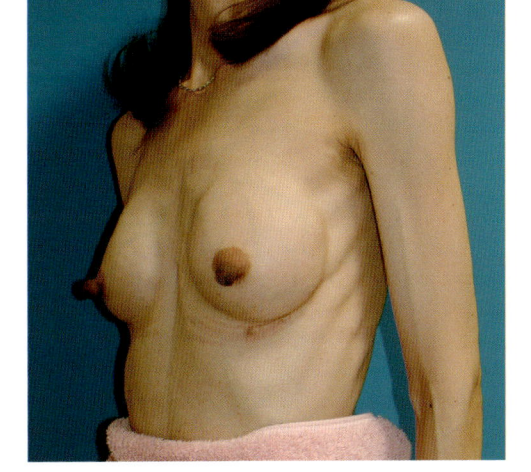

術前

術後

CASE 14 　凸 △　Anatomical MF 225cc

（38歳、術後1カ月）

Patient evaluation
皮膚の緩み：普通
N-IMF（標準6cm）：短い
二次修正：被膜拘縮 Becker Ⅲ度

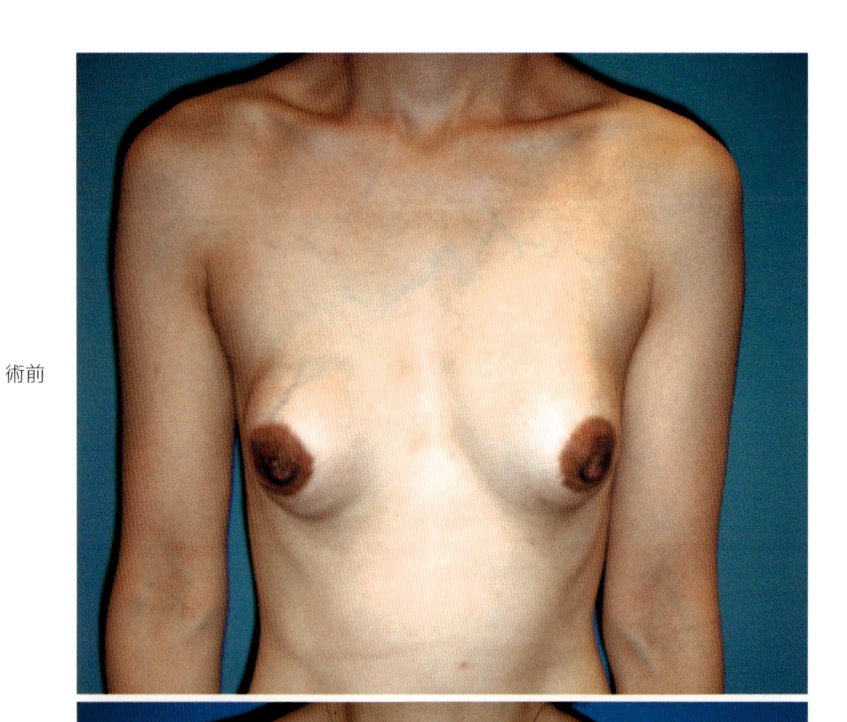

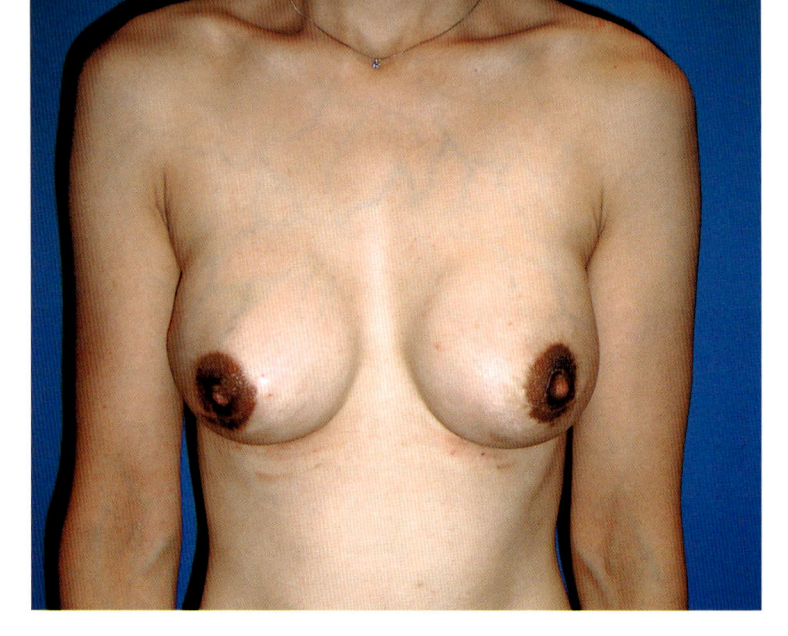

術前

術後

Comment

　Round のスムースタイプが乳腺下に挿入してあった。被膜拘縮 Becker Ⅲ度。硬さを訴えていたが、抜去すると垂れて小さくなるのを気にしていたため、抜去後、Moderate Height Full Projection 225cc を大胸筋下に挿入した。再拘縮は見られず軟らかさも良好である。

術前

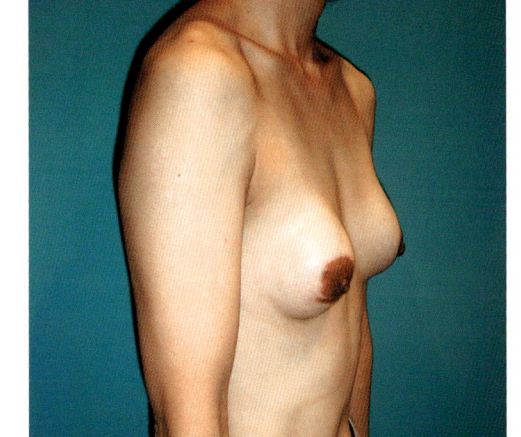

術後

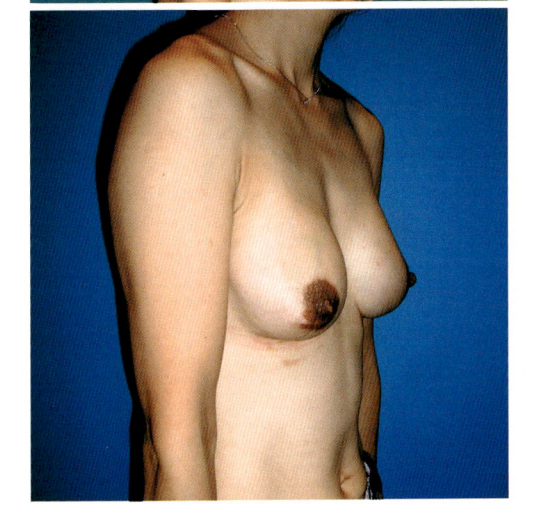

CASE 15 凸 △ Anatomical FL 220cc

（34歳、術後2年7カ月）

Patient evaluation

皮膚の緩み：普通

N-IMF（標準6cm）：普通

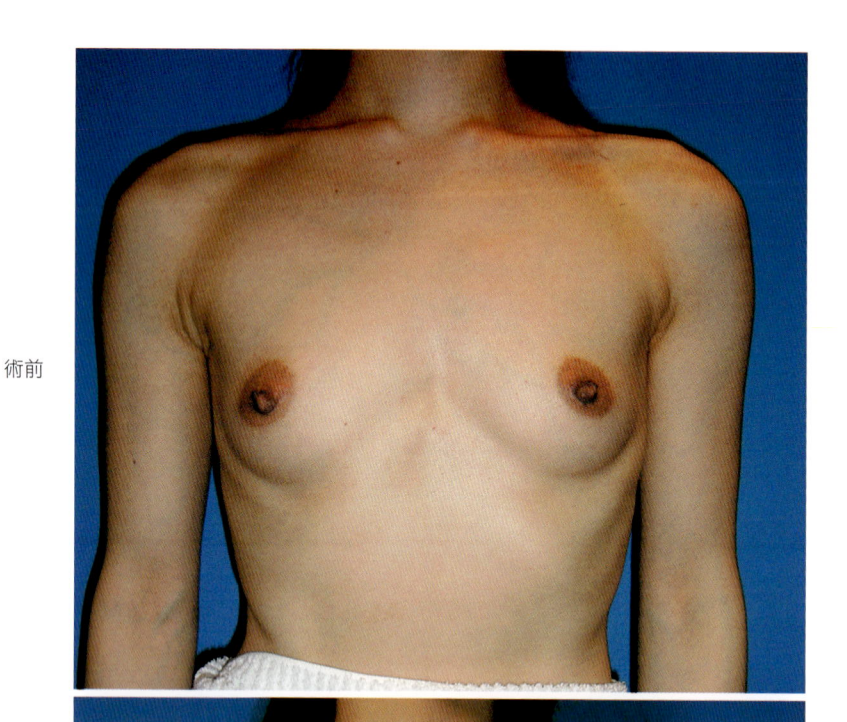

術前

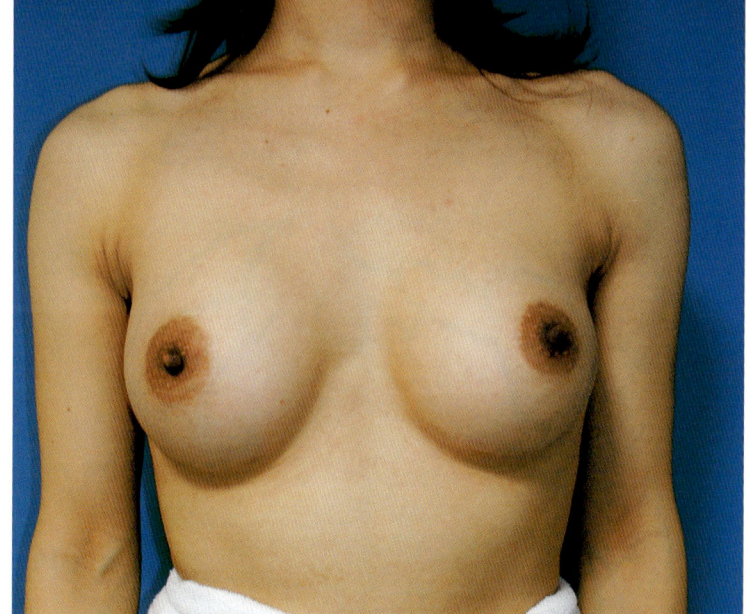

術後

Comment

　2カップ大きくしたいという希望でFull Height, Low Projection 250のインプラントを使用した。Anatomicalの中でもかなり背の高いタイプのインプラントであるが、術後結果はよい。正面像でインプラントの上縁も出ていないし、側面像でのノッチもないが、マウントが凸な分だけ術後乳頭の開きが目立つ。

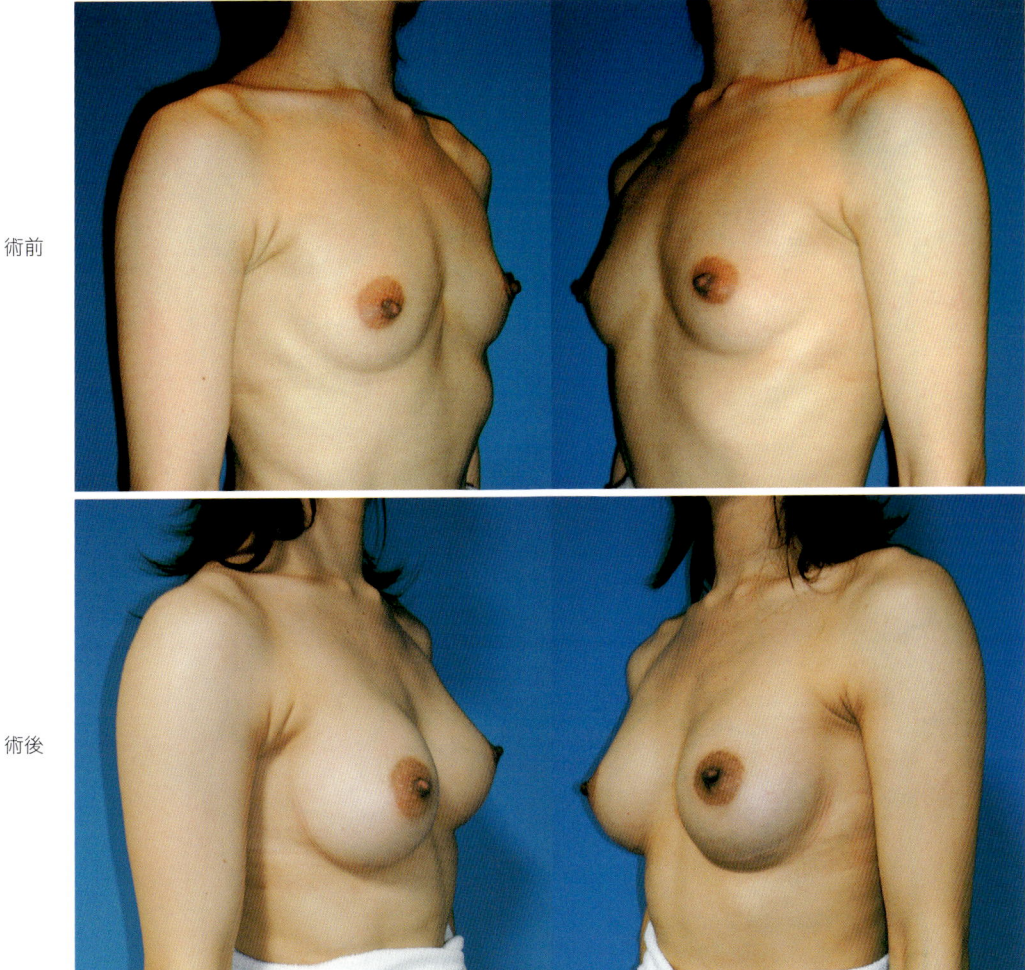

術前

術後

CASE 16　凸　△　　　Round MHP 230cc

(30歳、術後1年)

Patient evaluation
皮膚の緩み：不足
N-IMF（標準6cm）：無

術前

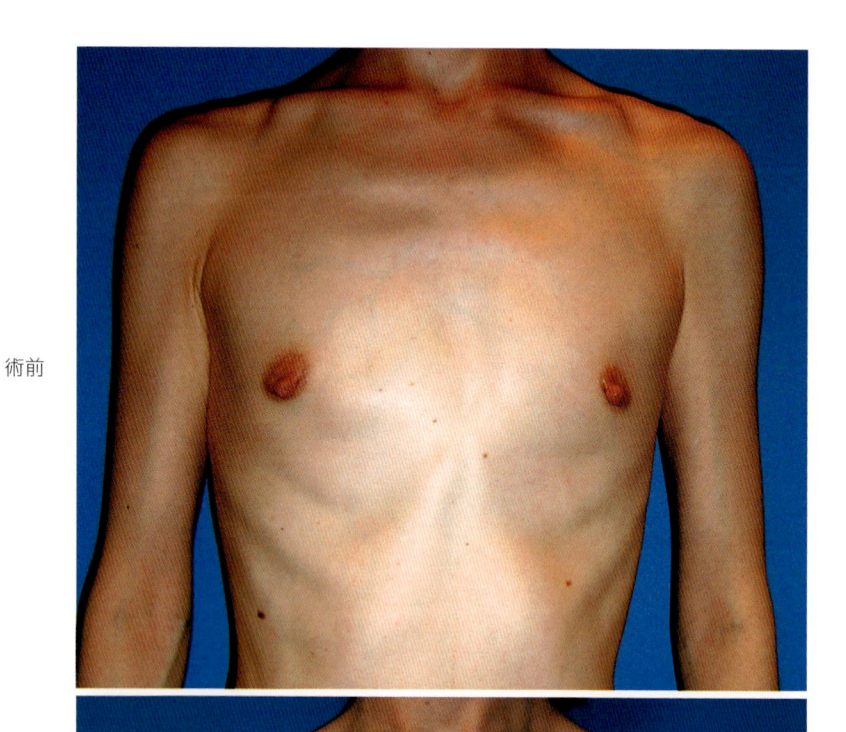

術後

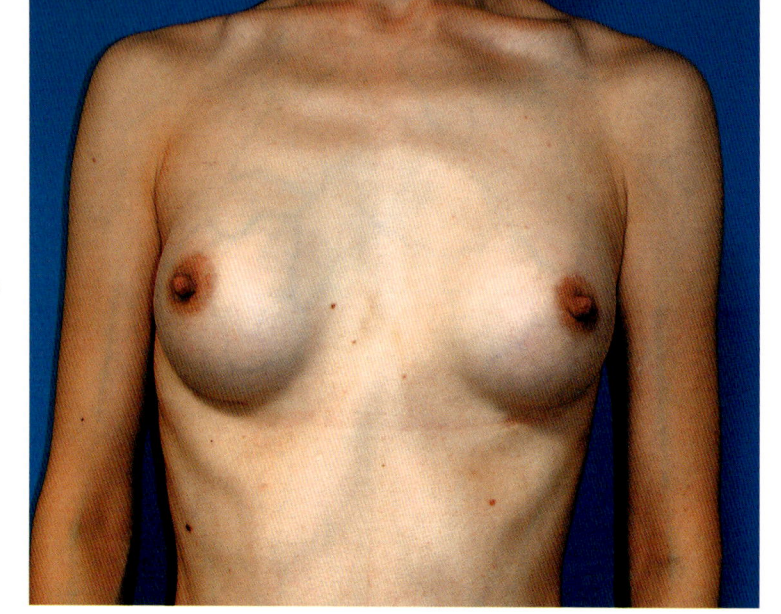

Comment

　皮膚の緩みがなく、IMFもなく、乳腺も低形式なことから、きわめて難しいタイプ。Round MHP 230cc を選択したが、やはり乳腺は外に偏位し、谷間の距離は大きい。しかし、これは仕方ない。

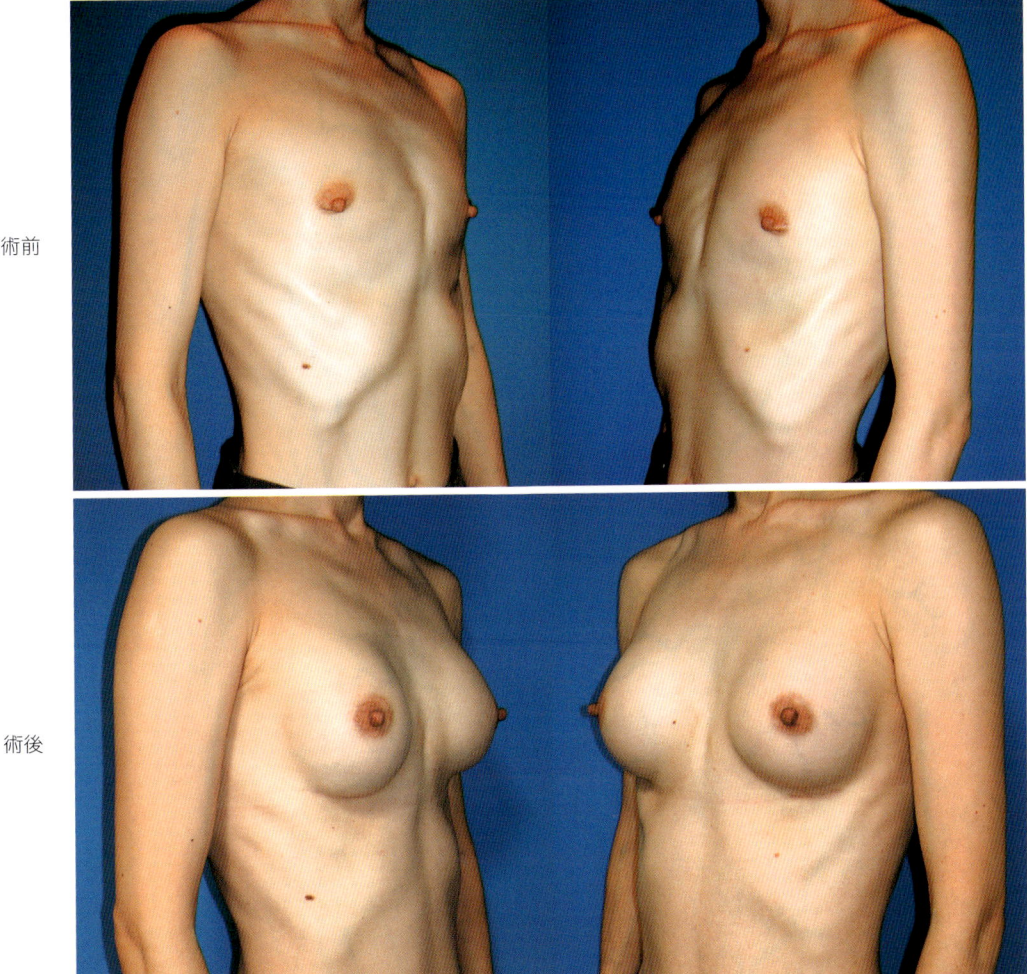

術前

術後

CASE 17　凸　△　Anatomical LM 190cc

（31歳、術後2年）

Patient evaluation

皮膚の緩み：不足

N-IMF（標準6cm）：短い

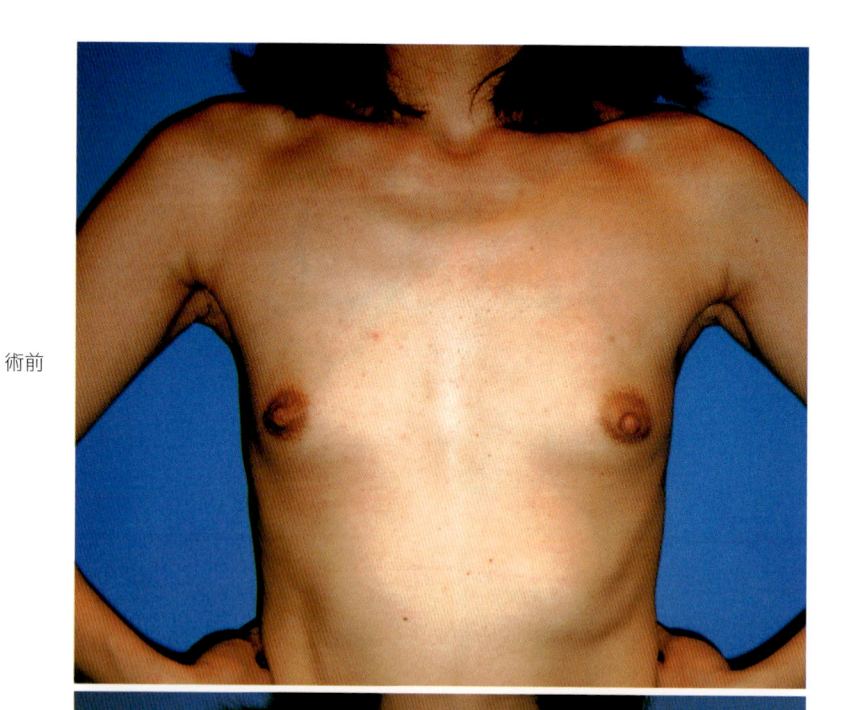

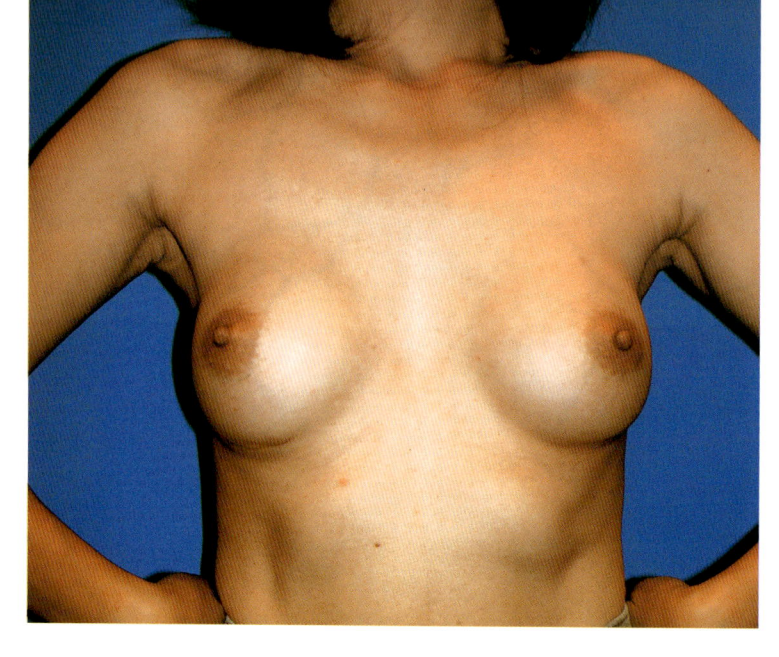

術前

術後

Comment

皮膚の緩みが不足しており IMF も短い。

Low Height で Moderate Projection 190cc を選択した。谷間の広さがやや不自然か。

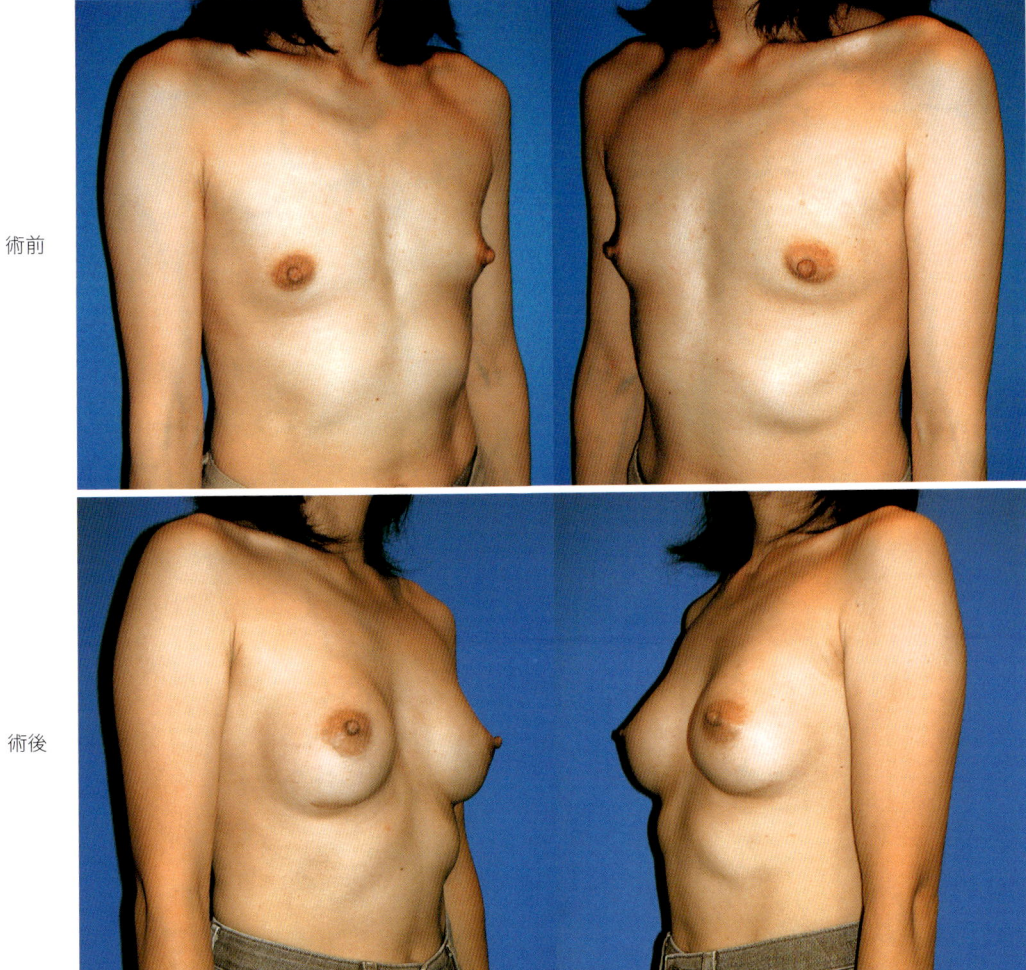

術前

術後

CASE 18　凸　△　　Anatomical LM 190cc

（44歳、術後1年5カ月）

Patient evaluation

皮膚の緩み：不足

N-IMF（標準6cm）：短い

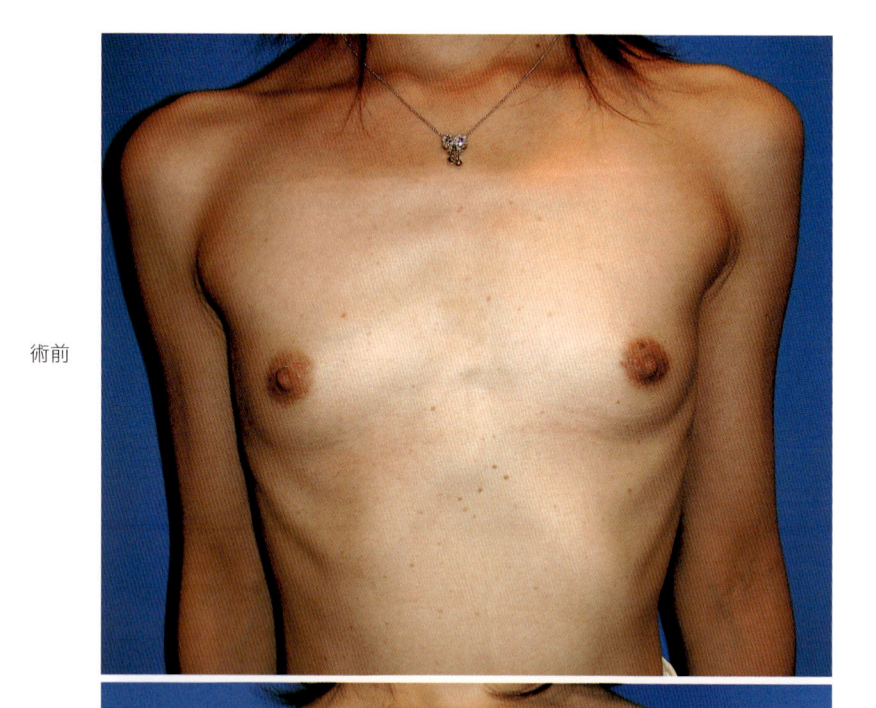

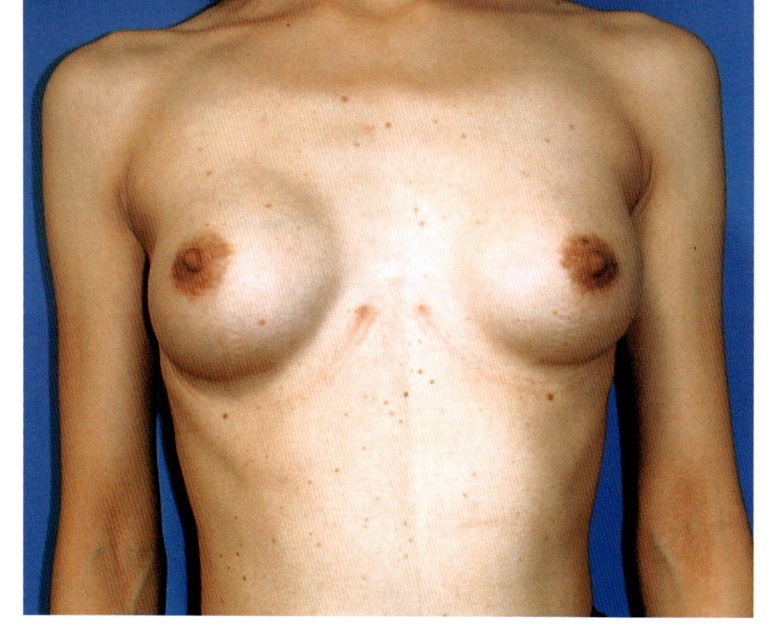

術前

術後

Comment

皮膚の緩みも非常にタイトでN-IMFも短い。

Low Height Moderate Projection 190ccを選択した。斜位は格好良いが、正面ではやはり乳頭の開きが目立つ。

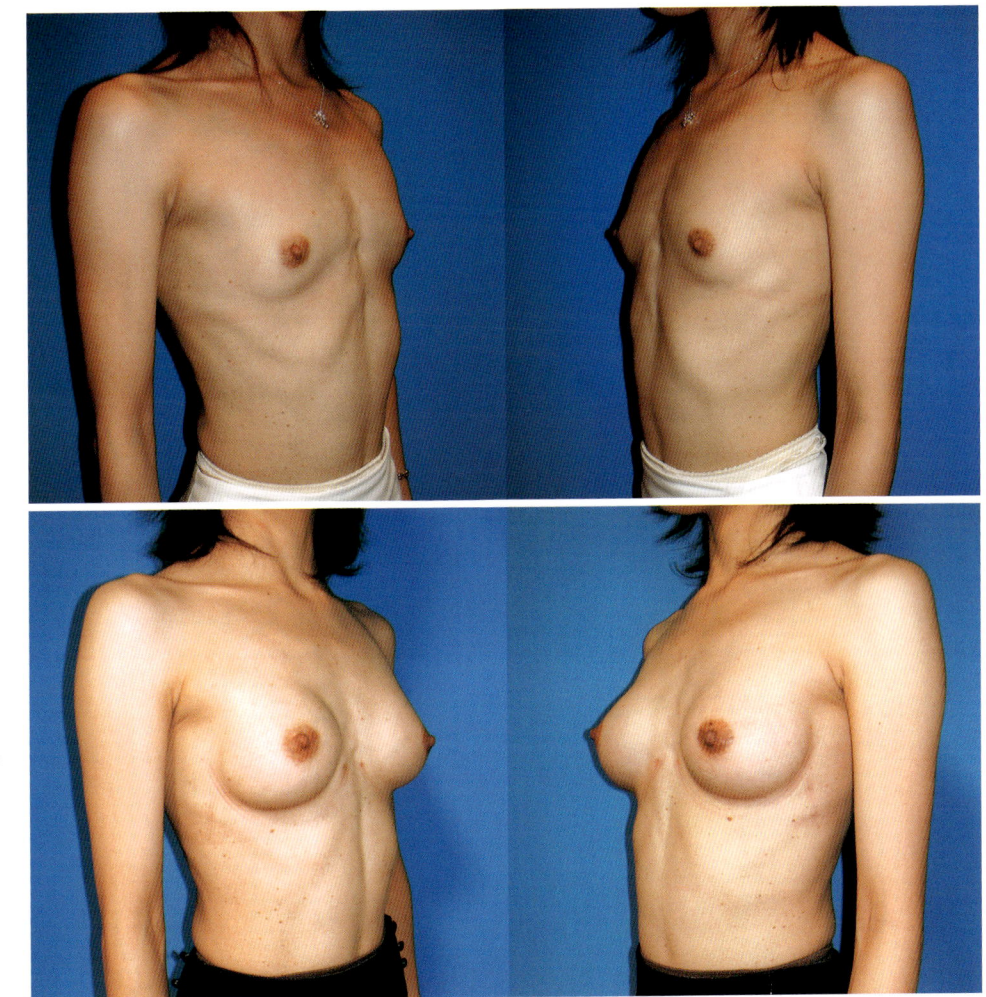

術前

術後

CASE 19 凸 △ Round 140cc

（24歳、術後2年3ヵ月）

Patient evaluation
皮膚の緩み：不足
N-IMF（標準6cm）：普通

術前

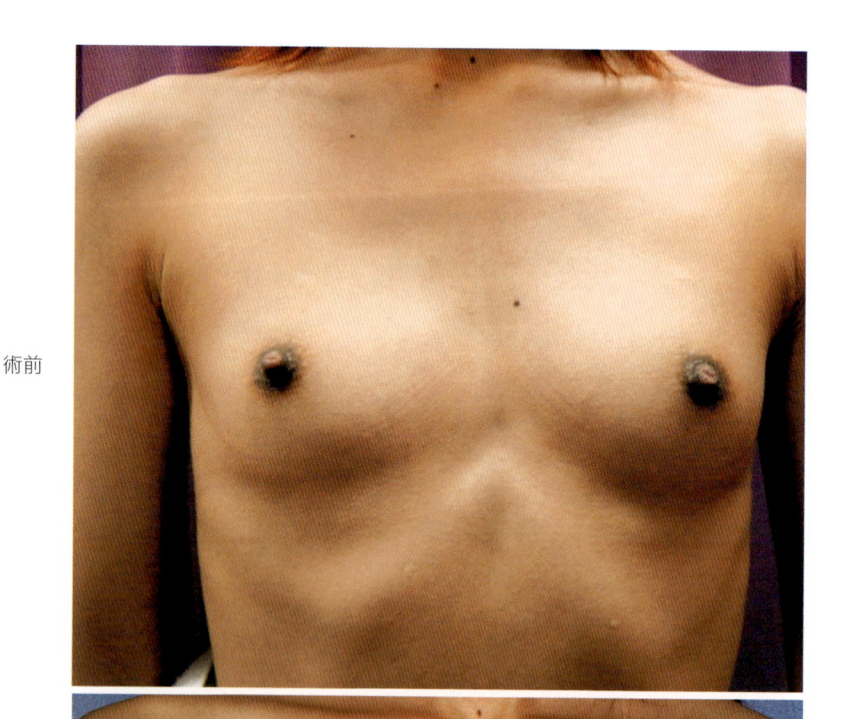

術後

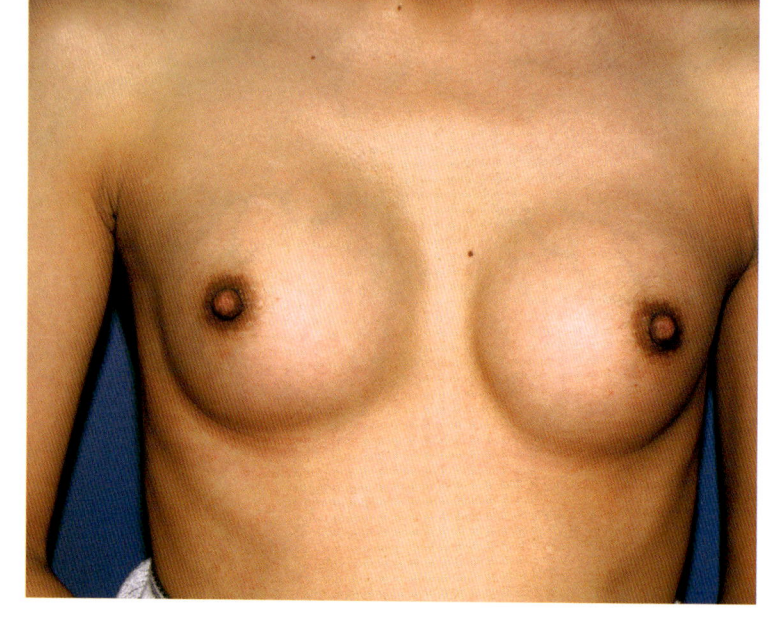

Comment

　凸のマウントに対し、正中寄りにインプラントを挿入したが、バランスはあまりよくない。乳頭の偏位はあきらめて、乳頭が中心に来るようにした方がよいだろう。スロープの形は許容範囲だが、これ以上のサイズでは目立つ。

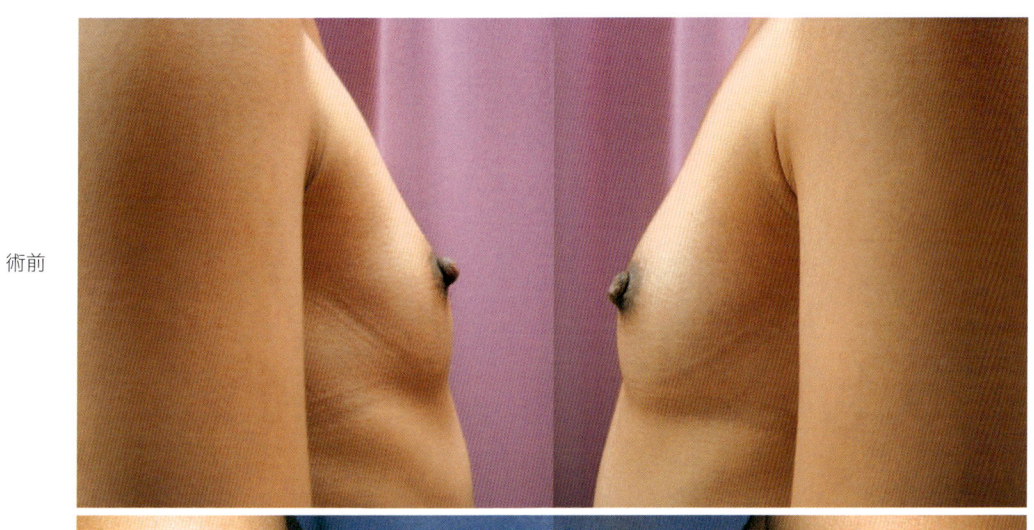

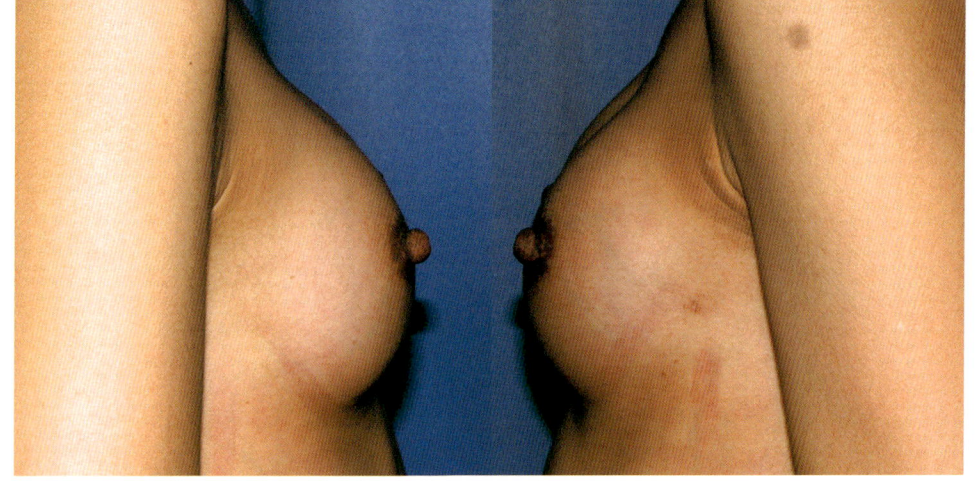

術前

術後

CASE 20

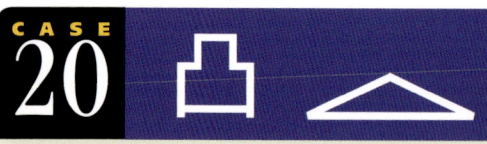

Round 140cc

(27歳、術後2年)

Patient evaluation

皮膚の緩み：普通

N-IMF (標準6cm)：普通

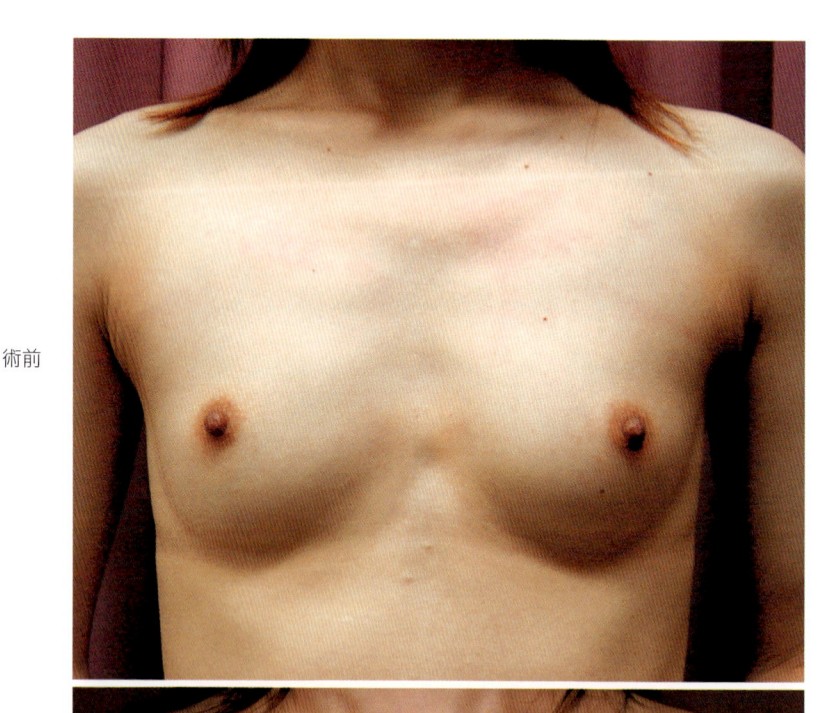

術前

術後

Comment

Round 140cc を入れたことで、乳頭が上方へ移動し N-IMF が長くなったように見える。患者は満足しているが、Anatomical の方が、よかったかも知れない。

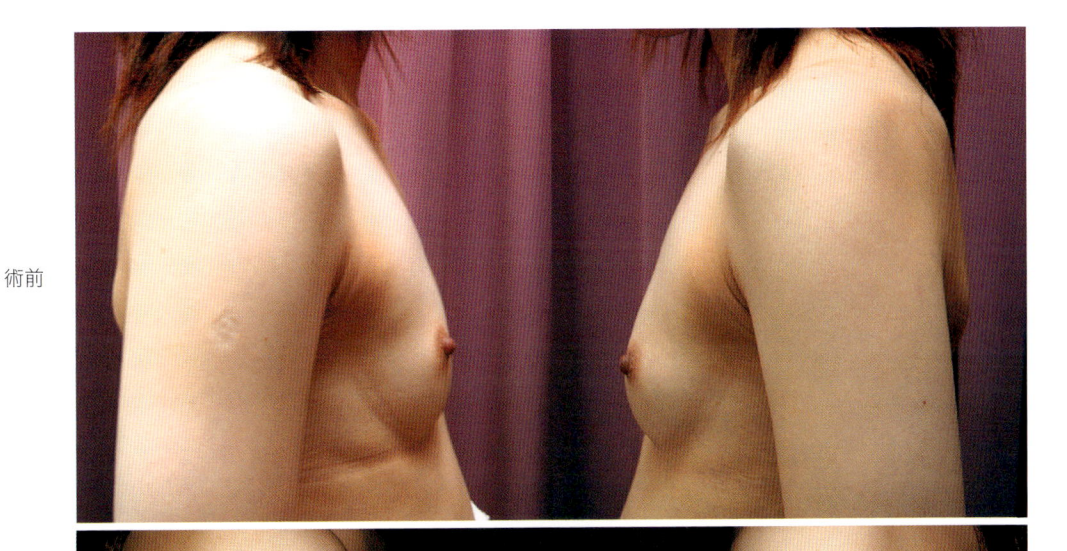

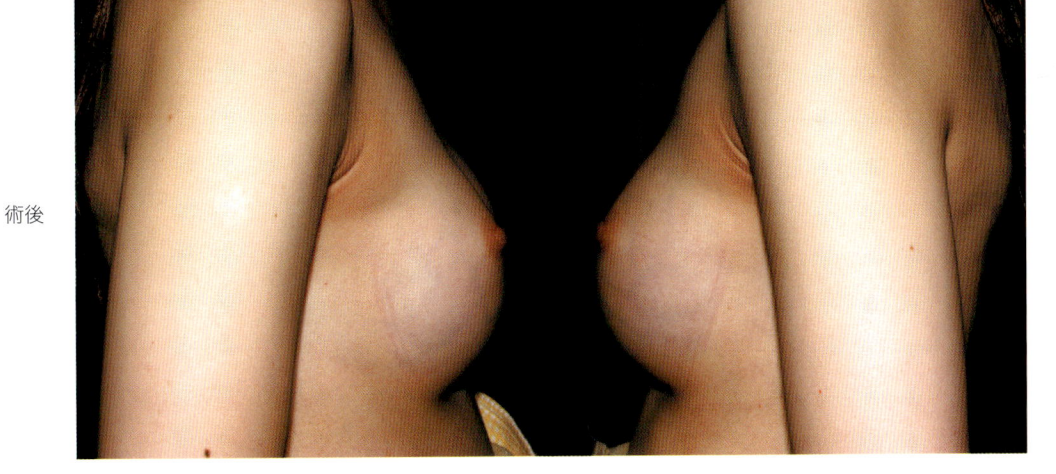

術前

術後

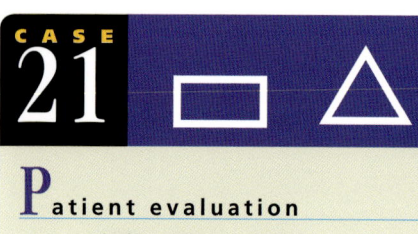

CASE 21 □ △ Round 220cc

（22歳、術後4カ月）

Patient evaluation
皮膚の緩み：普通
N-IMF（標準6cm）：短い

術前

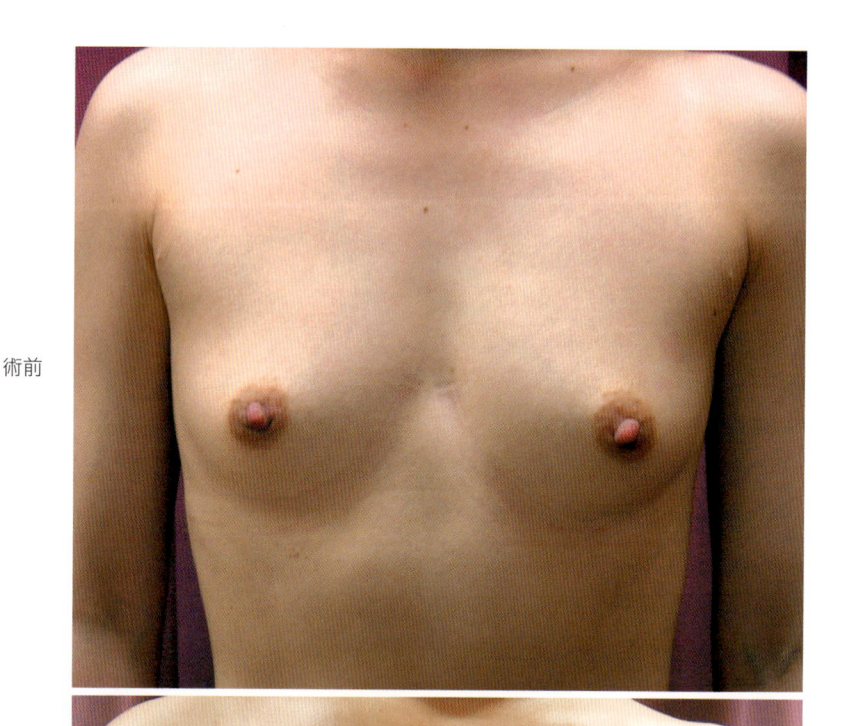

術後

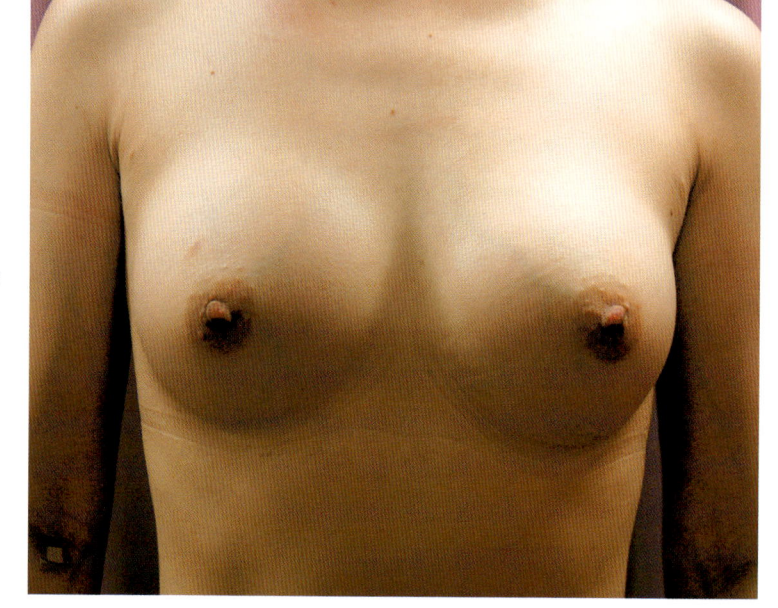

Comment

N-IMFは短めだが、皮膚の緩みもあり、よいバランスに仕上がっている。
乳頭・乳房の偏位も少ない。スロープを見るとラウンドではこれくらいが限度と思われる。

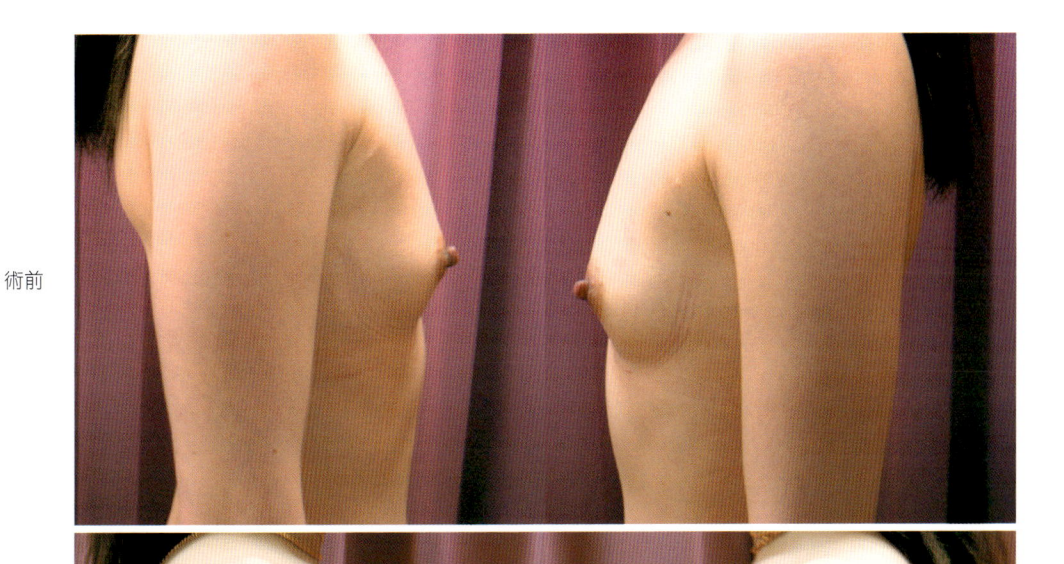

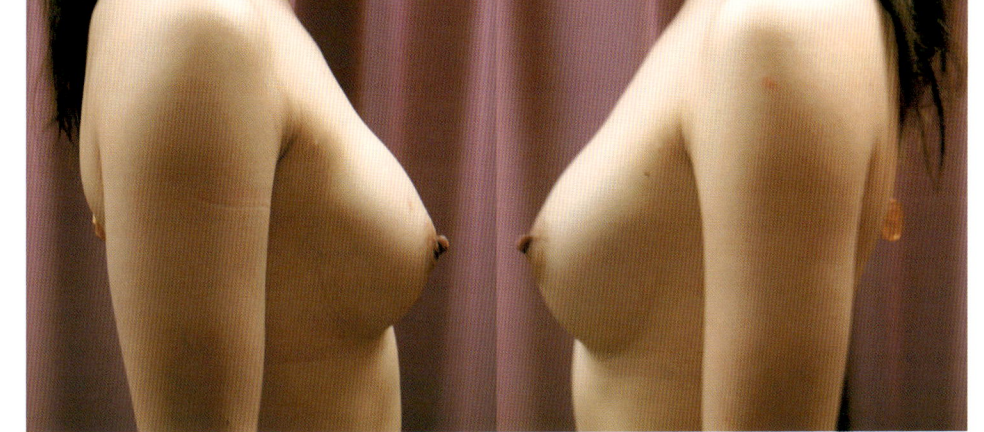

術前

術後

CASE 22 　Round 300cc

（35歳、術後1年）

Patient evaluation

　皮膚の緩み：不足

　N-IMF（標準6cm）：短い

術前

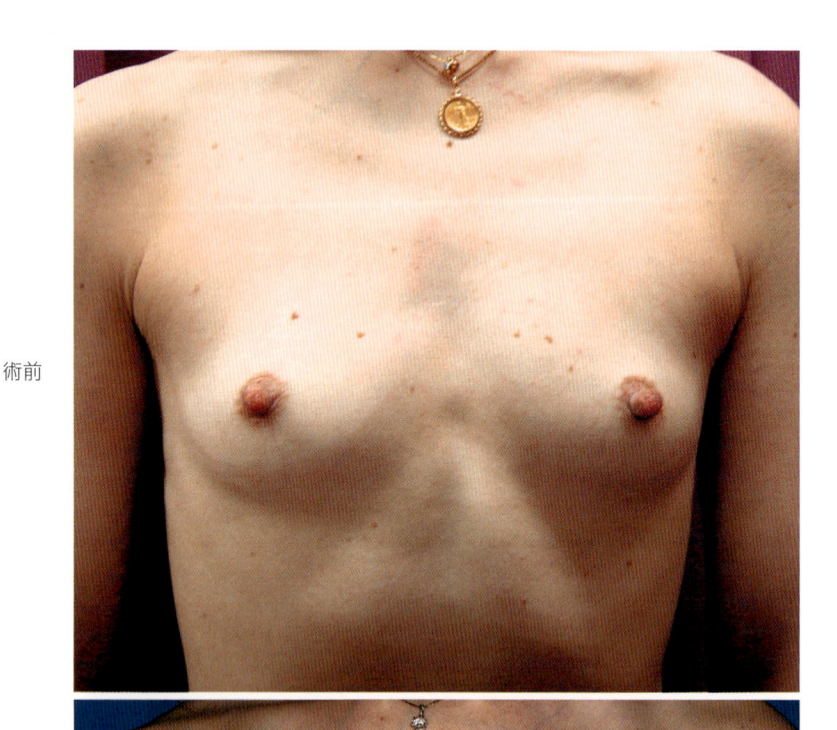

術後

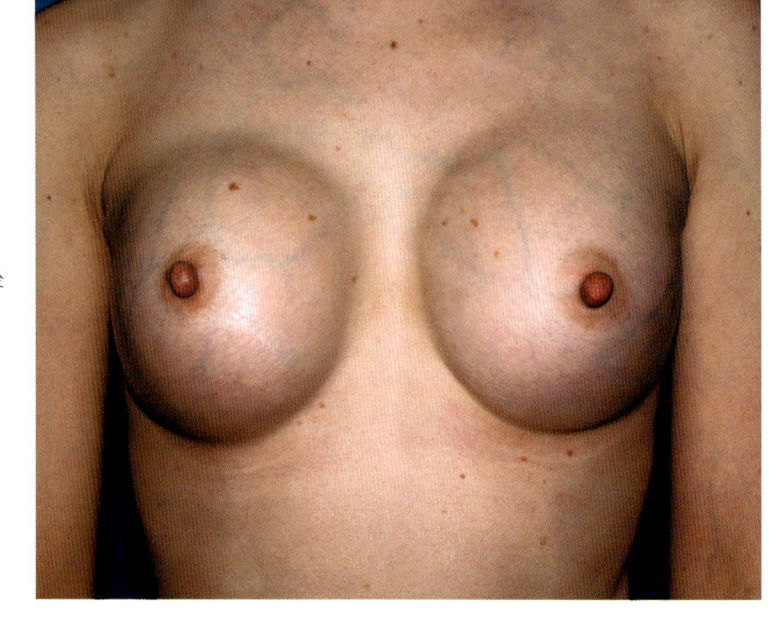

Comment

　皮膚の緩みは不足しており、N-IMF も短い。この場合、300cc はやはり無理がある。ただ大きいインプラントのわりには乳頭や乳房の位置の変化は少ない。フラットなマウントのおかげである。

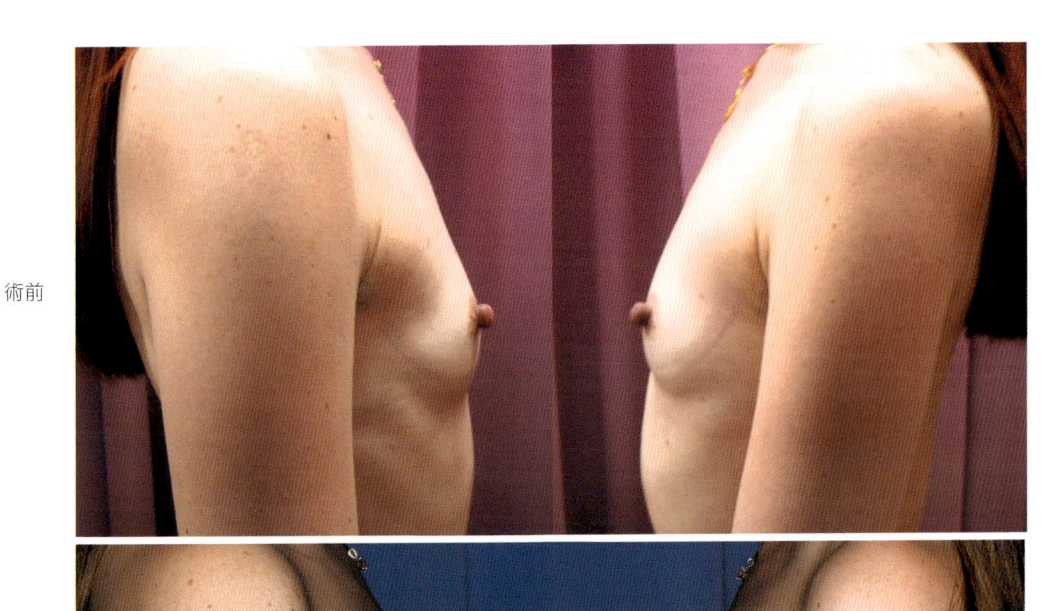

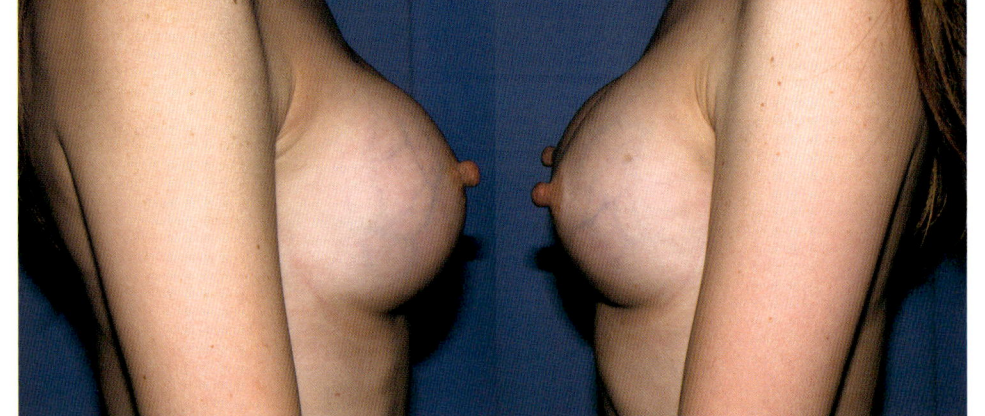

術前

術後

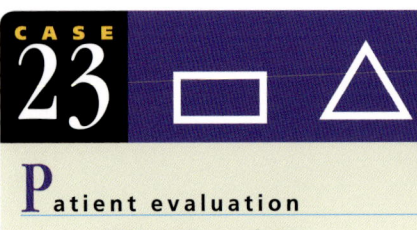

CASE 23 □ △   Round 200cc

（30歳、術後5カ月）

Patient evaluation
皮膚の緩み：余剰

N-IMF（標準6cm）：無

術前

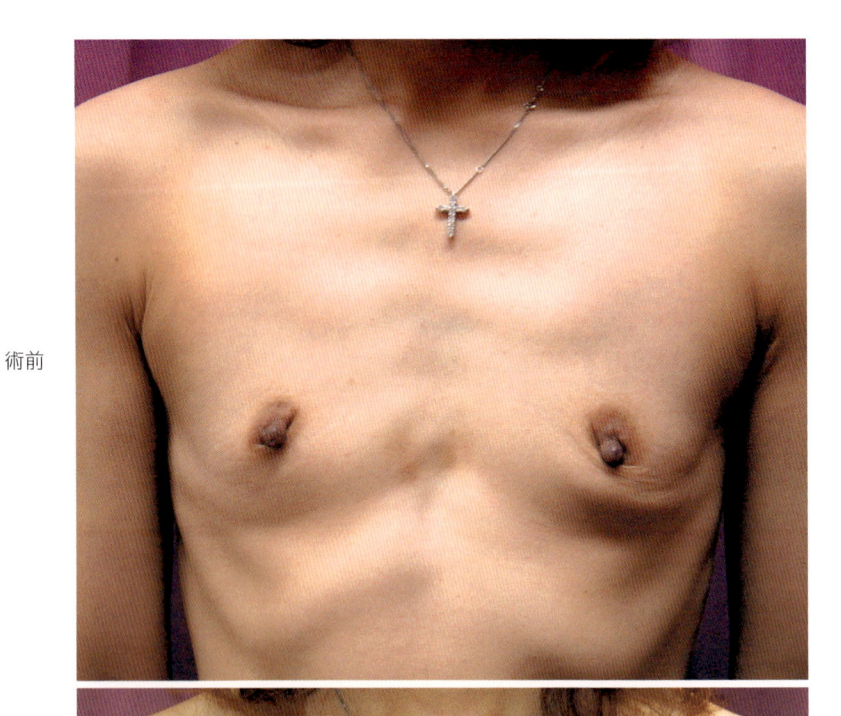

術後

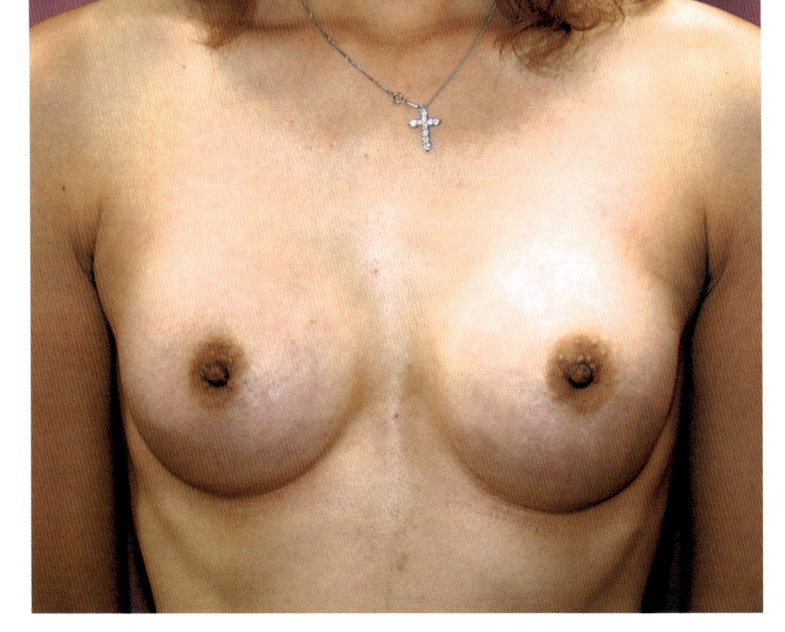

Comment

　術後の N-IMF がやや長めだが、スロープとのバランスを考えれば、これくらいがちょうどよいのかもしれない。

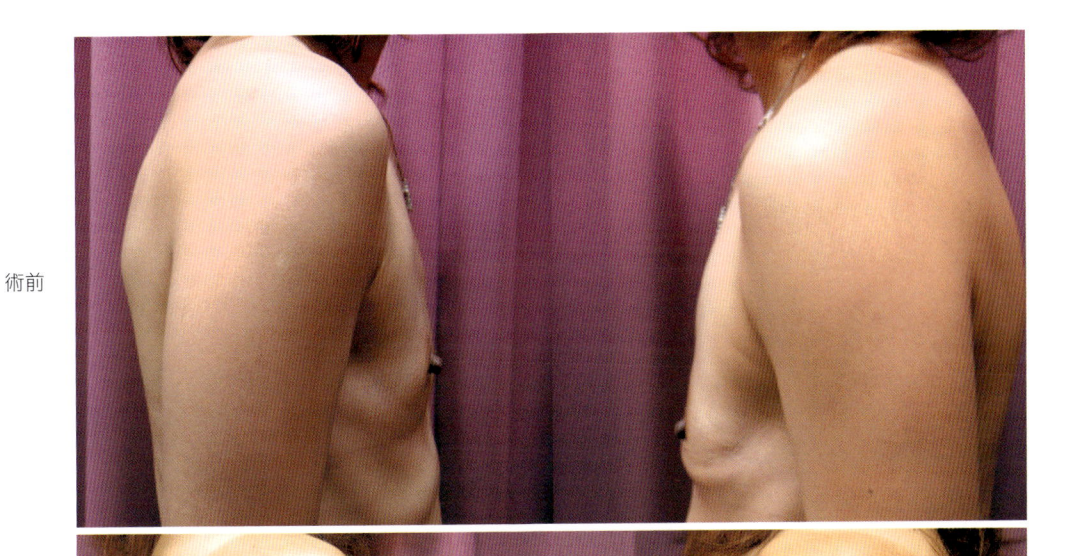

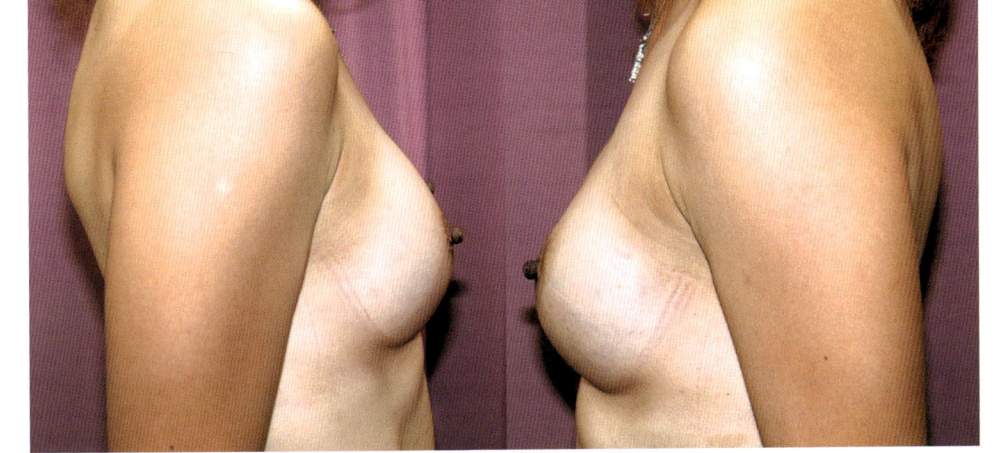

術前

術後

CASE 24 □ △　Round 200cc

（42歳、術後1年7カ月）

Patient evaluation

皮膚の緩み：不足

N-IMF（標準6cm）：普通

術前

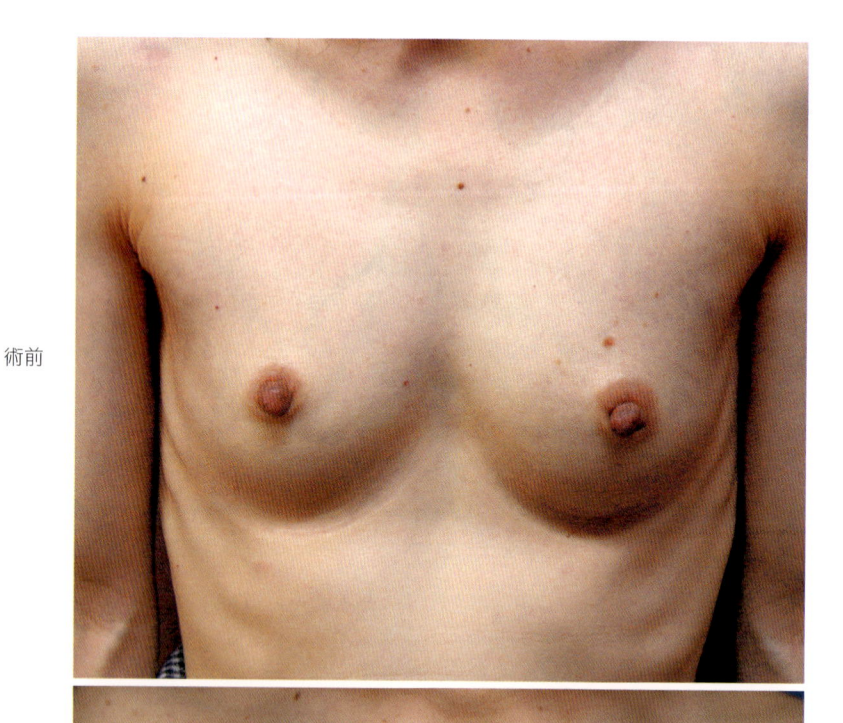

術後

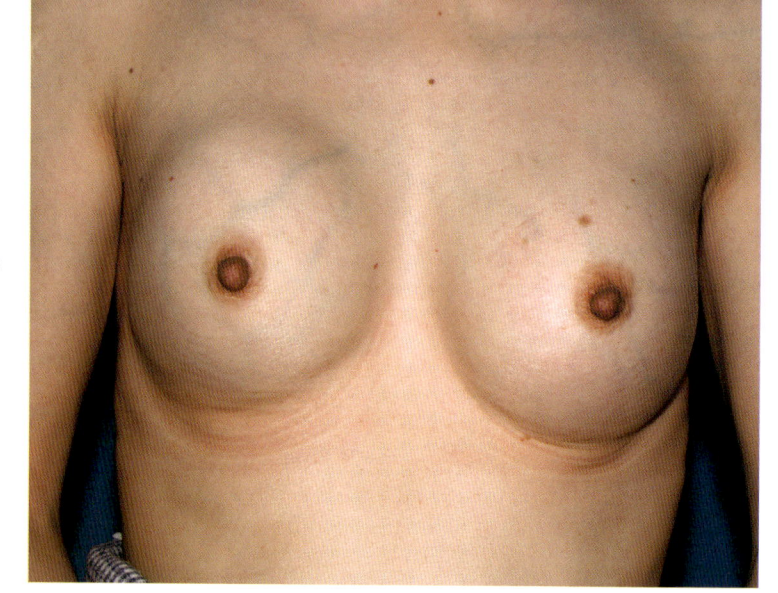

Comment

皮膚の緩みが少ないため、右でややインプラントが上昇している。Round 200cc を入れたが、右ではやはりスロープが不自然となった。乳頭位置の変化はほとんどない。

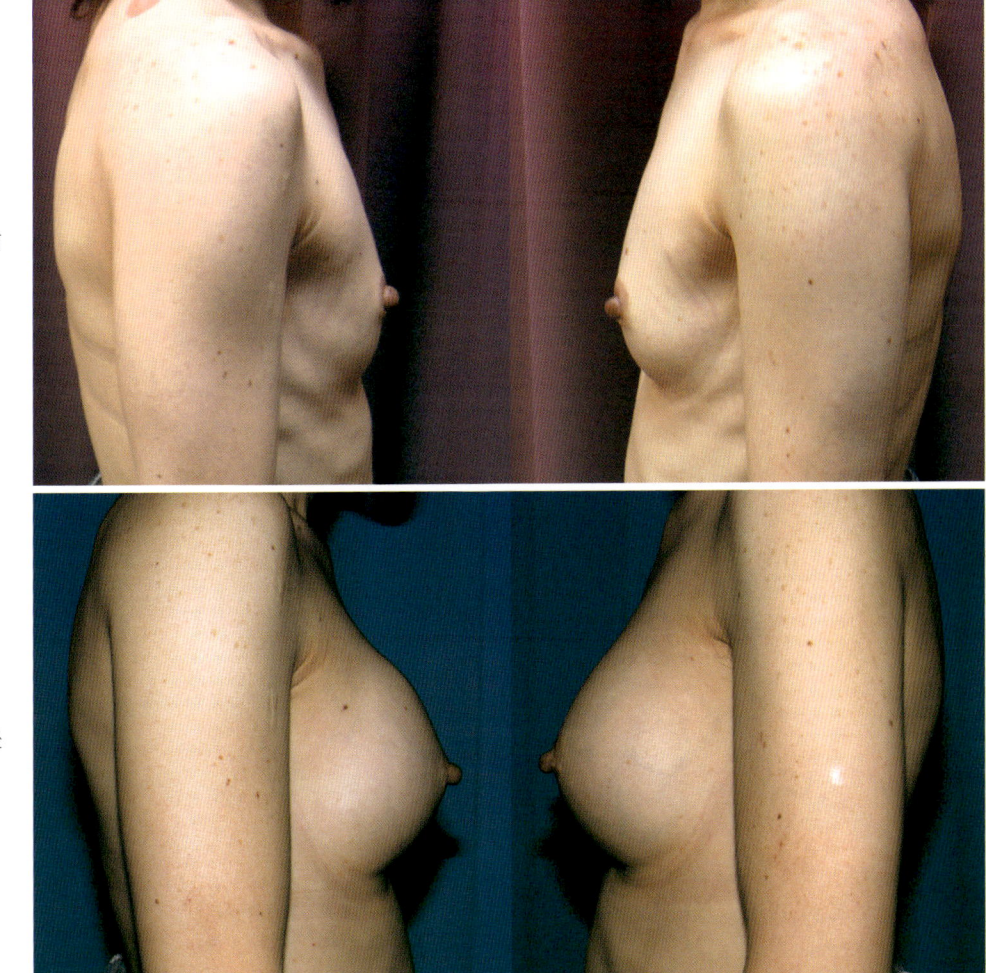

術前

術後

CASE 25 □ △　　Round 200cc

（34歳、術後8カ月）

Patient evaluation
皮膚の緩み：不足
N-IMF（標準6cm）：短い

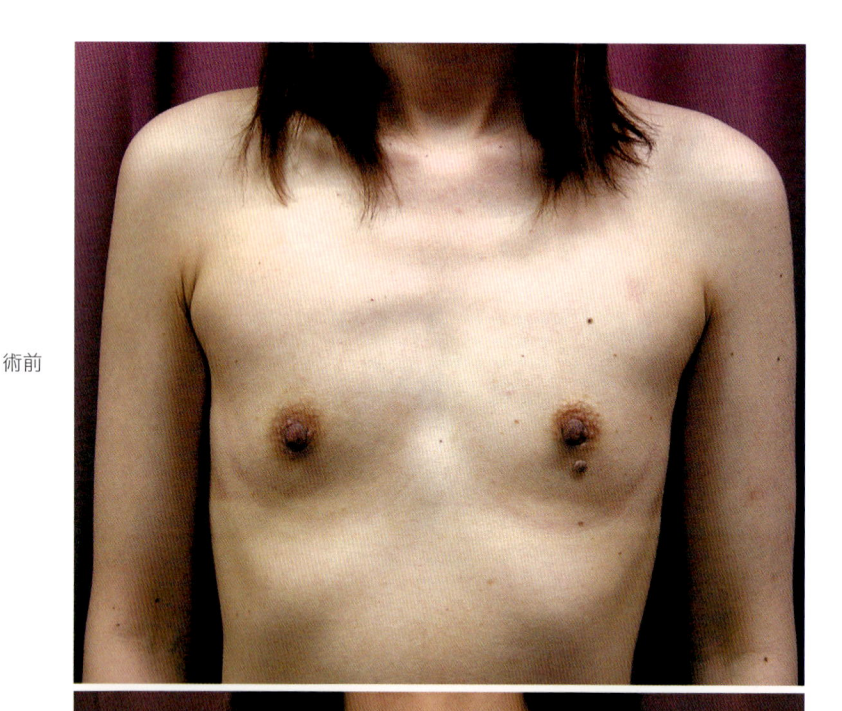

術前

術後

Comment

　術前のIMFの左右差のため、豊胸によって乳頭の高さの違いが若干目立ってしまった。

　Round 200を選択したが、もう少し小さい方が乳頭の位置の違いは生じなかったかもしれない。

術前

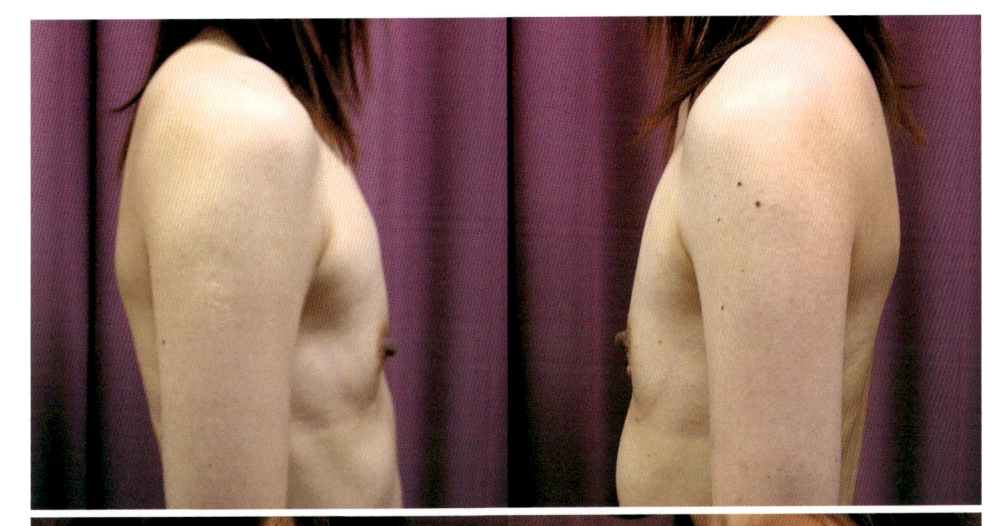

術後

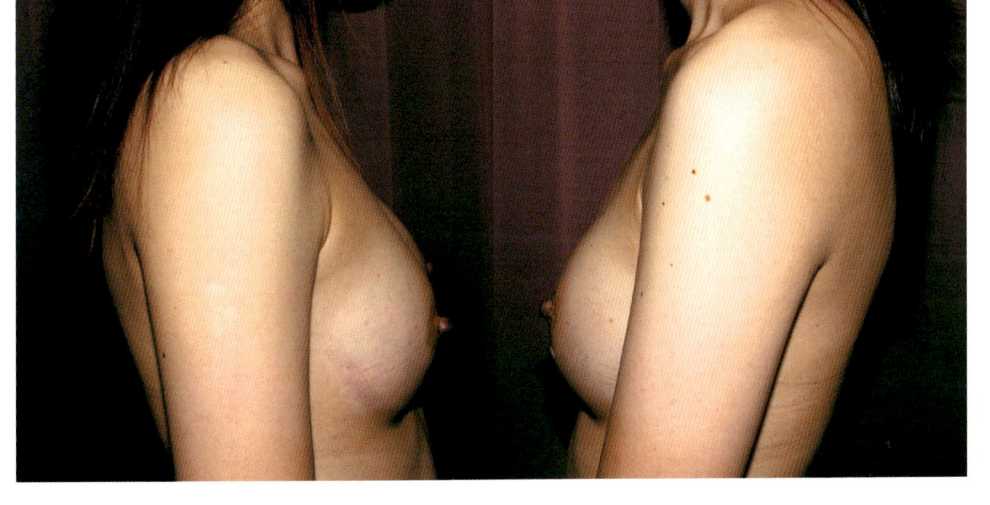

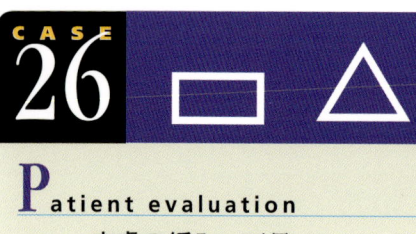

CASE 26 □ △ Round 180cc

（32歳、術後1年）

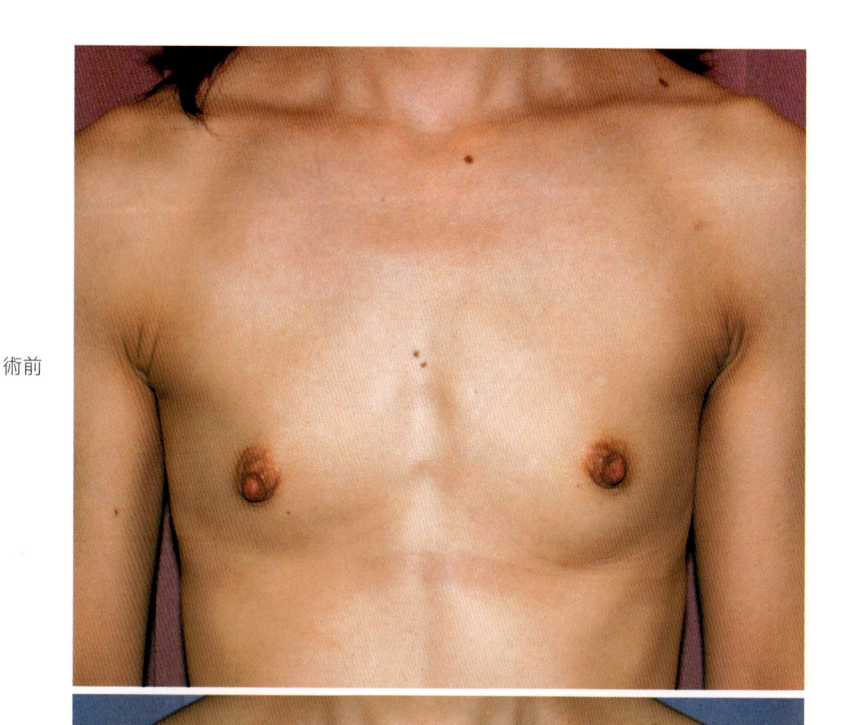

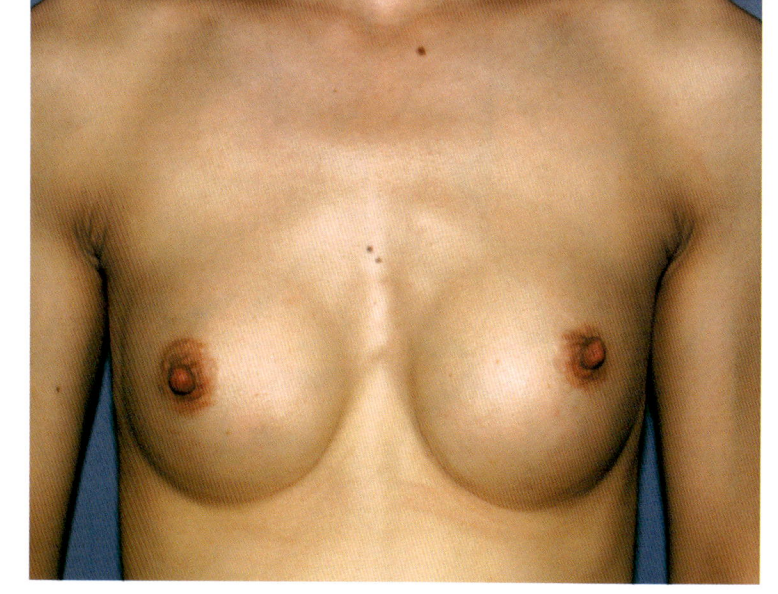

Patient evaluation

皮膚の緩み：不足

N-IMF（標準6cm）：短い

術前

術後

Comment

　N-IMFが短く皮膚の緩みも少ない。このため180ccでもインプラントの形がはっきりと出てしまっている。また術前よりある乳頭の上下の位置の違いが目立つようになっている。

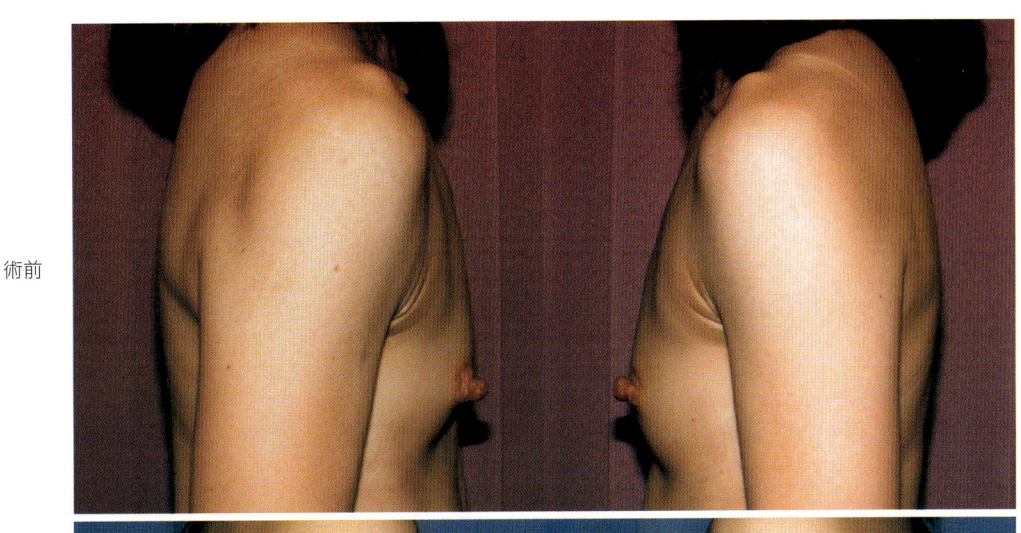

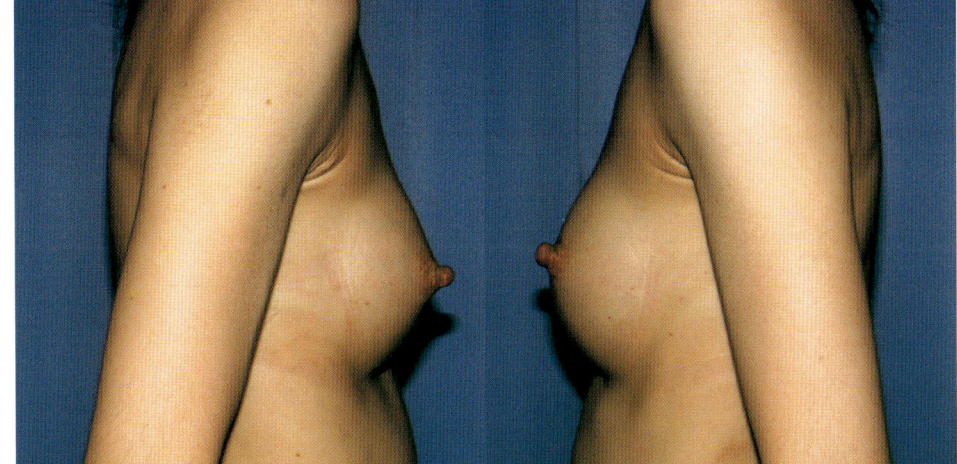

術前

術後

CASE 27

Round
MHP 230cc

（32歳、術後3年6カ月）

Patient evaluation

皮膚の緩み：普通

N-IMF（標準6cm）：普通

術前

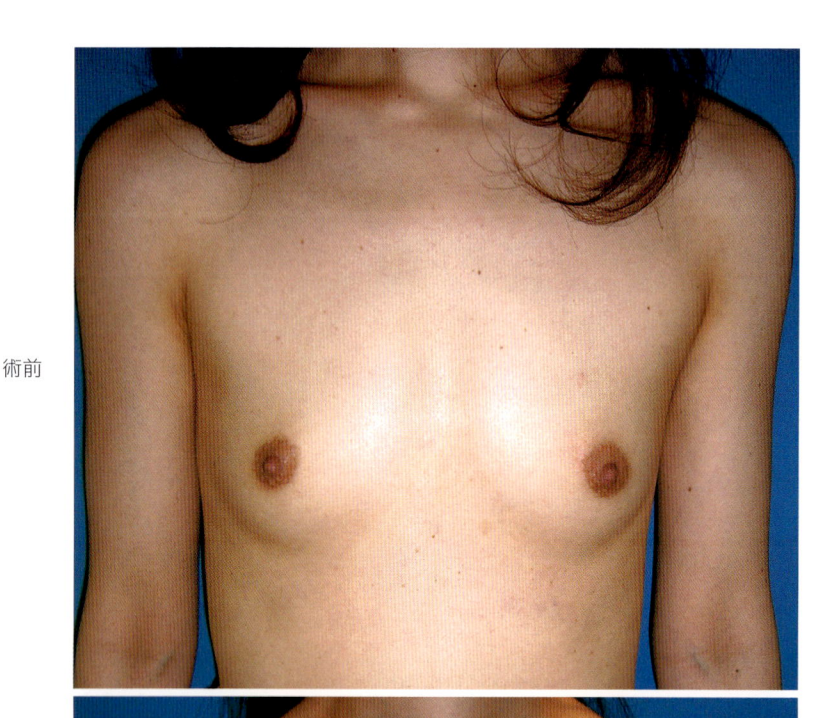

術後

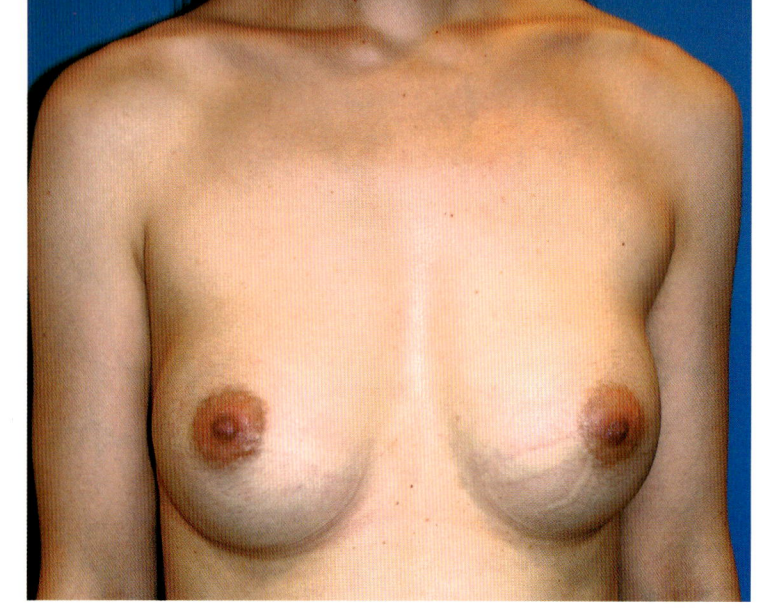

Comment

　　Round を選択したが、きれいなバランスで収まっている。トライアングルの長さも気にならない。スロープも自然である。

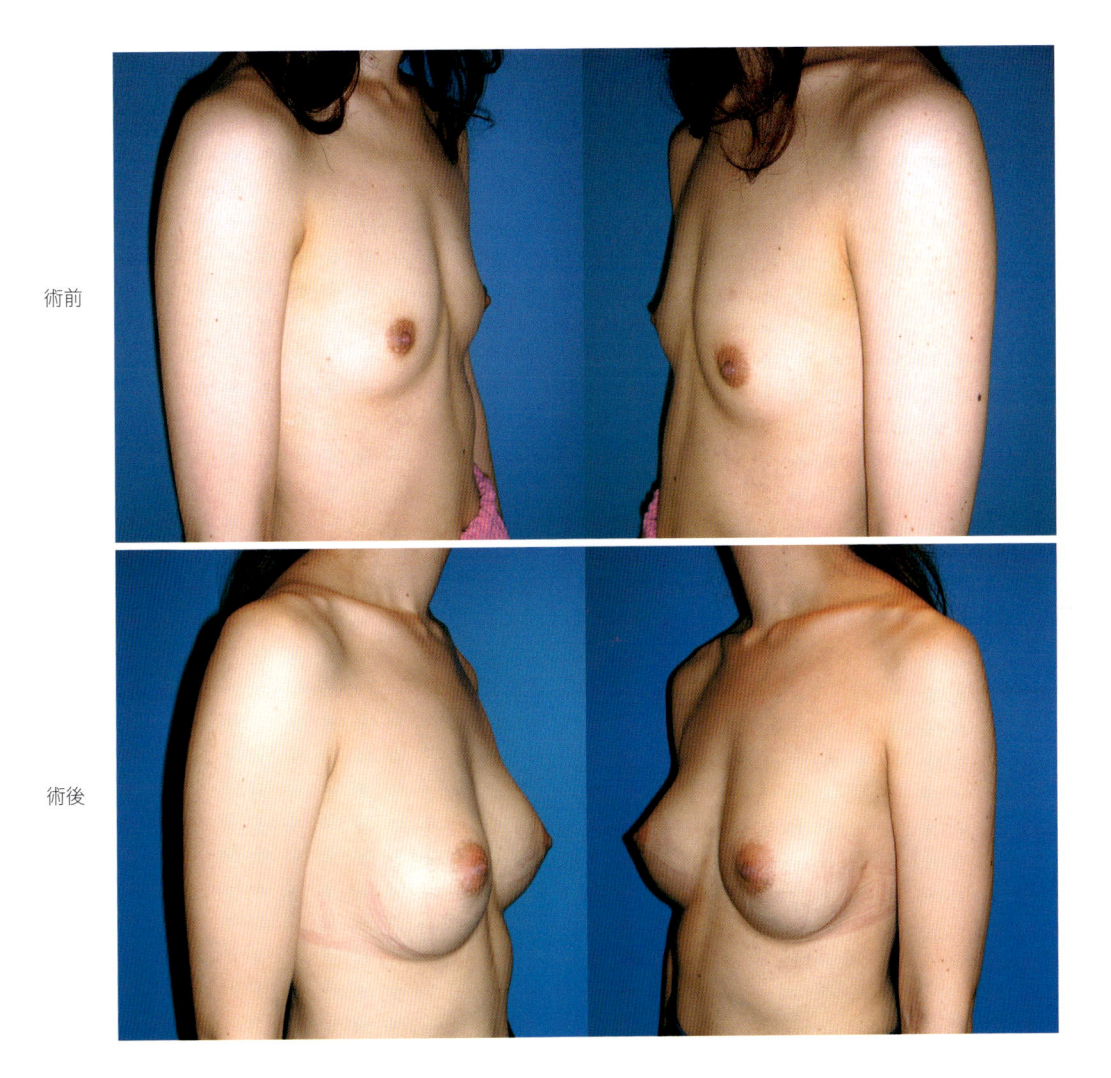

術前

術後

CASE 28 ▭ △

Anatomical MM 185cc

（46歳、術後1年）

Patient evaluation

皮膚の緩み：普通
N-IMF（標準6cm）：短い

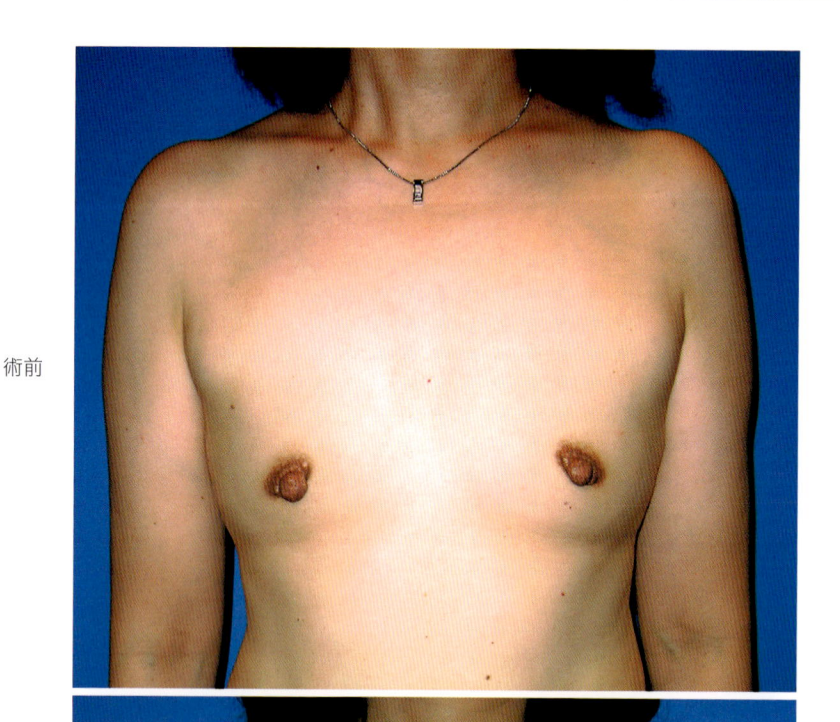

術前

術後

Comment

大胸筋が張って、N-IMF も短い。

Anatomical の **M**oderate Height で **M**oderate Projection 185cc を使用した。術前よりある乳頭の上下の位置の違いが若干目立つ。スロープはきれいで間延びした感じもない。

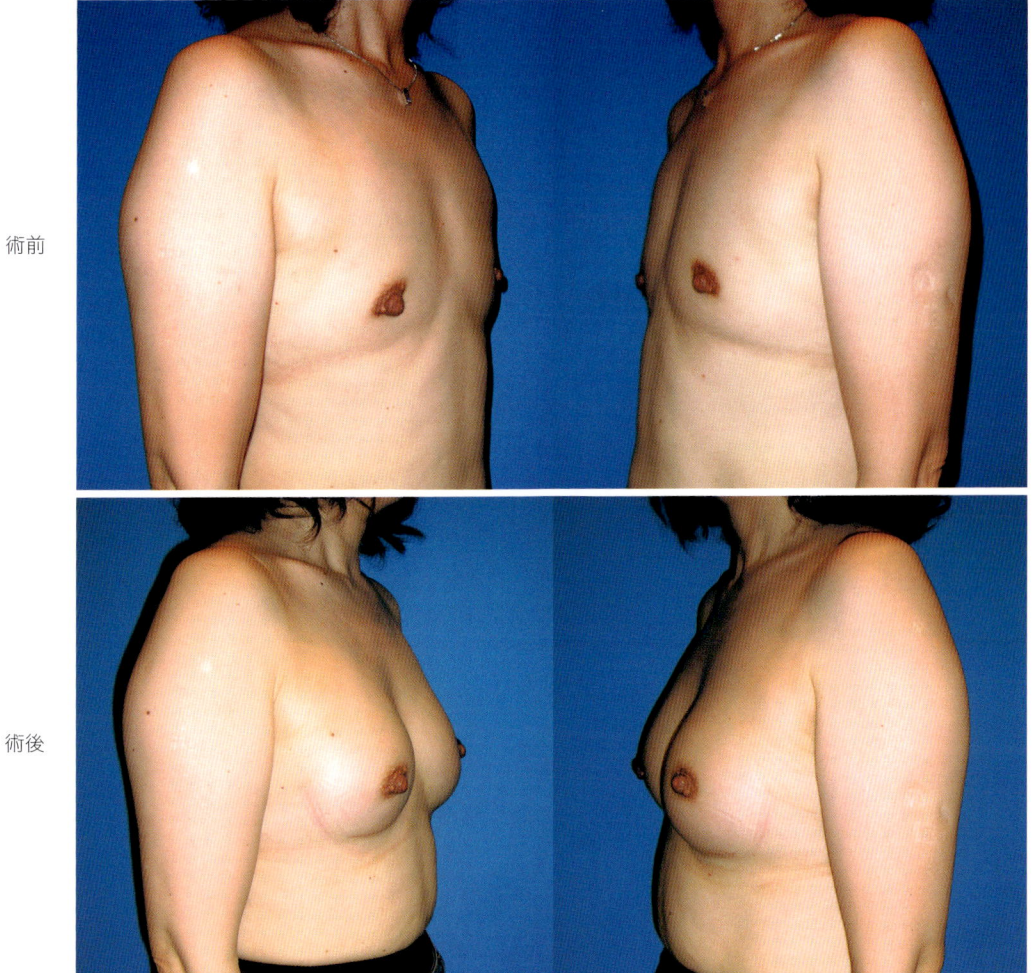

術前

術後

CASE 29 □ △　Round 220cc

（34歳、術後5カ月）

Patient evaluation

皮膚の緩み：普通

N-IMF（標準6cm）：普通

術前

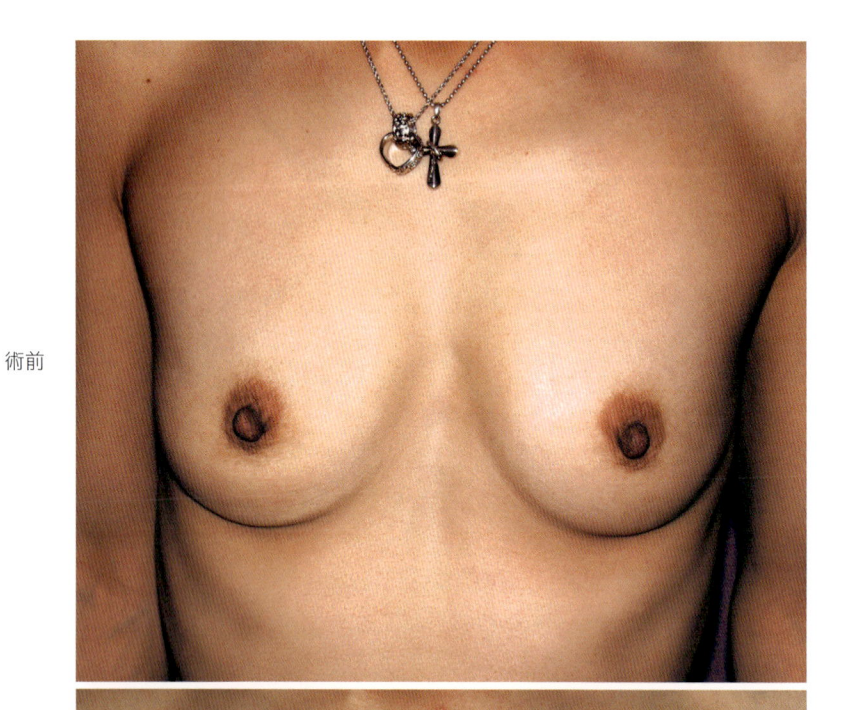

術後

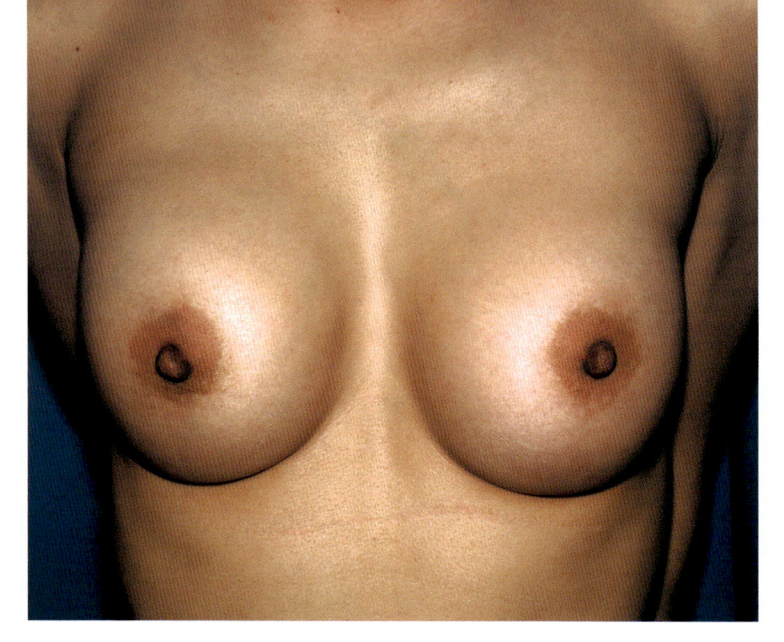

Comment

　正面から見るとバランスはよいが、側面ではやはりスロープ上方の張り出しが目立つ。縦長のトライアングルのためであろう。Anatomical の方がよい結果となったと思われる。

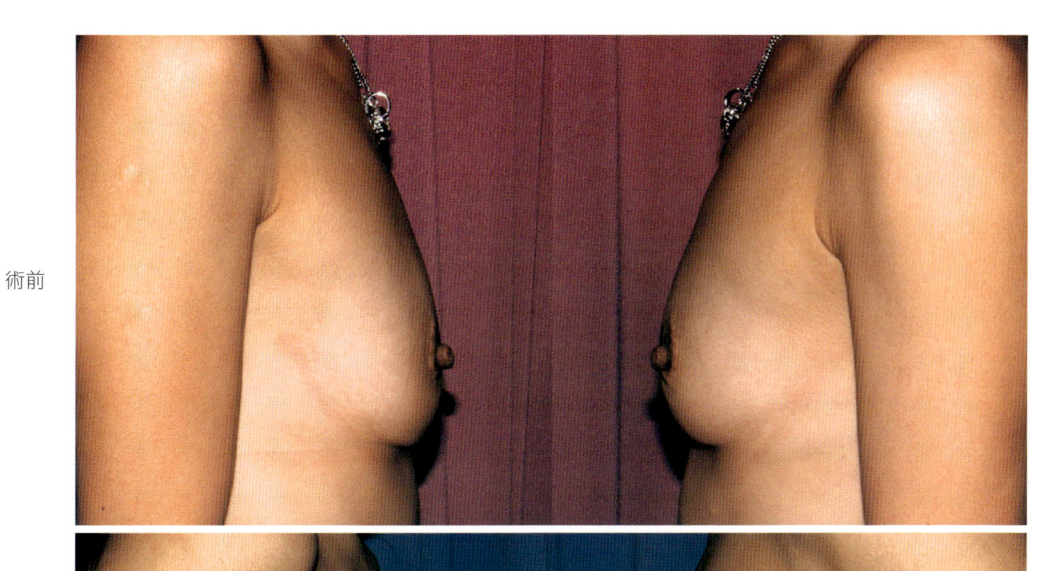

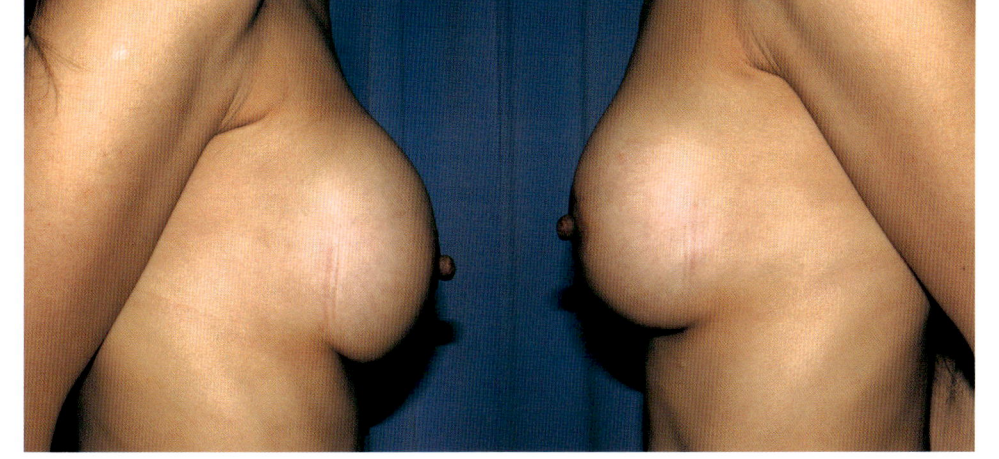

術前

術後

CASE 30

Round 200cc

(30歳、術後2年9カ月)

Patient evaluation

皮膚の緩み：余剰

N-IMF（標準6cm）：短い

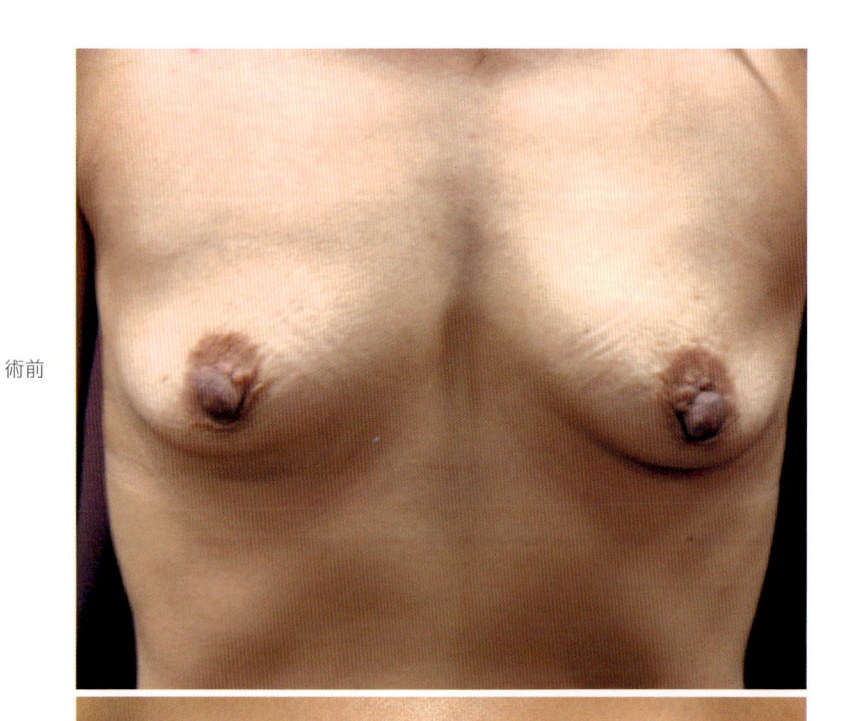

術前

術後

Comment

皮膚の緩みとフラットなマウントのため round のインプラントでもノッチは目立たない。インプラントにより張りが出た感じになりバランスはよくなっている。

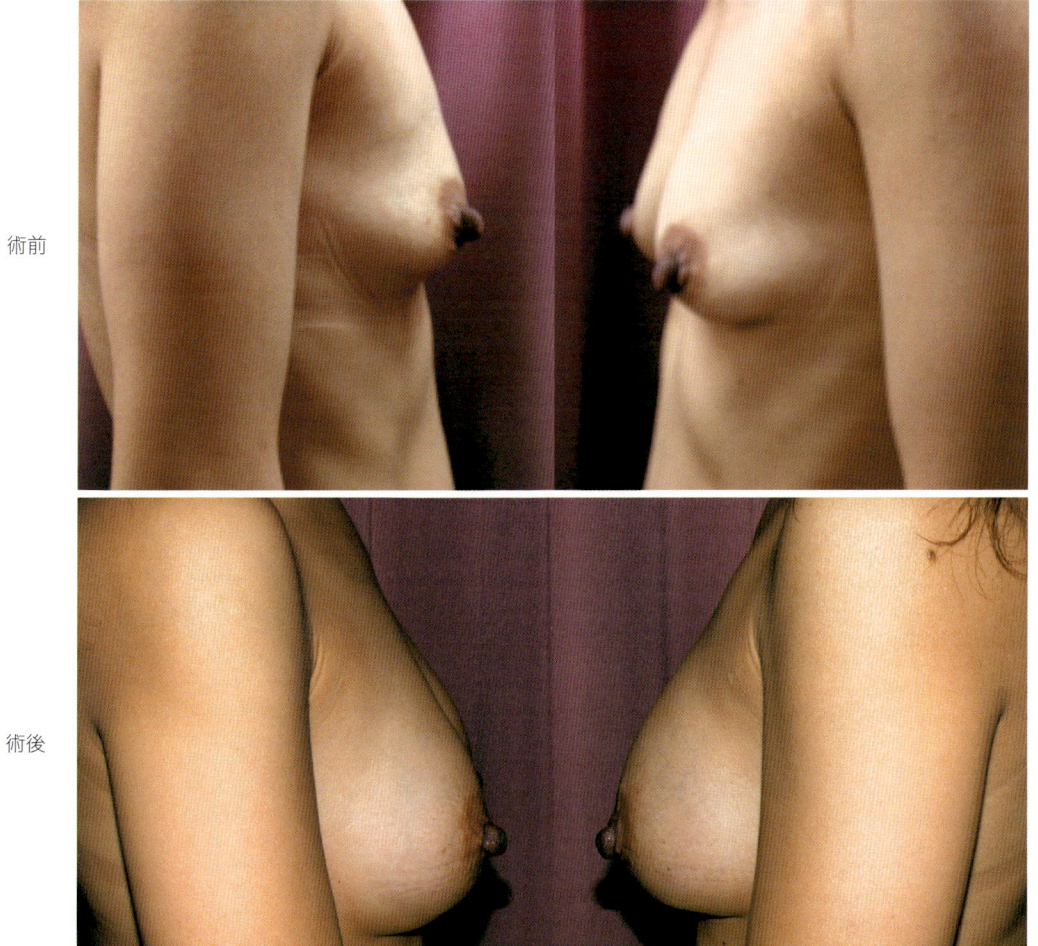

術前

術後

CASE 31 ▫ △ Round 220cc

(35歳、術後1年)

Patient evaluation

皮膚の緩み：余剰

N-IMF（標準6cm）：普通

術前

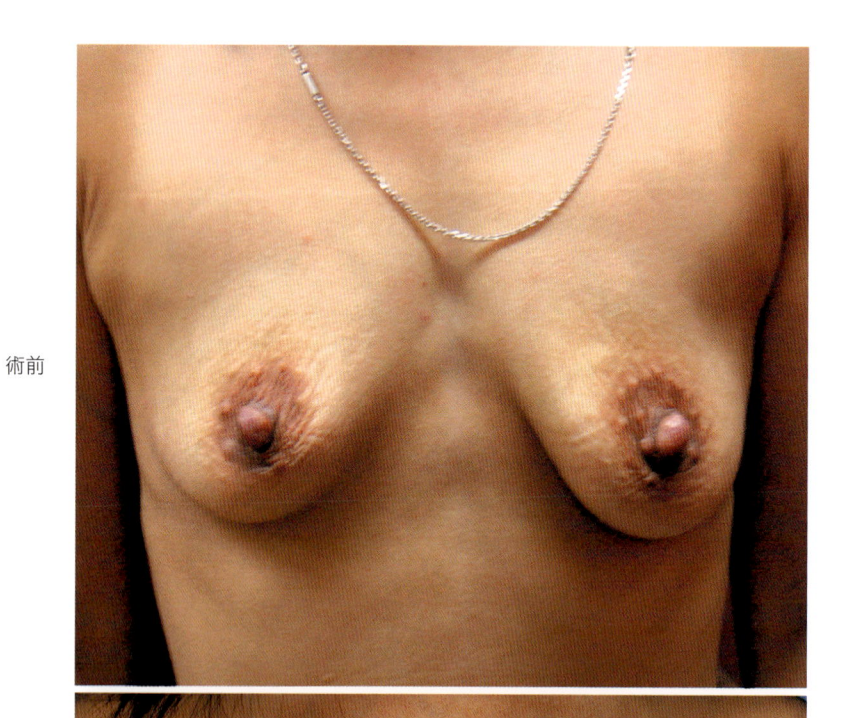

術後

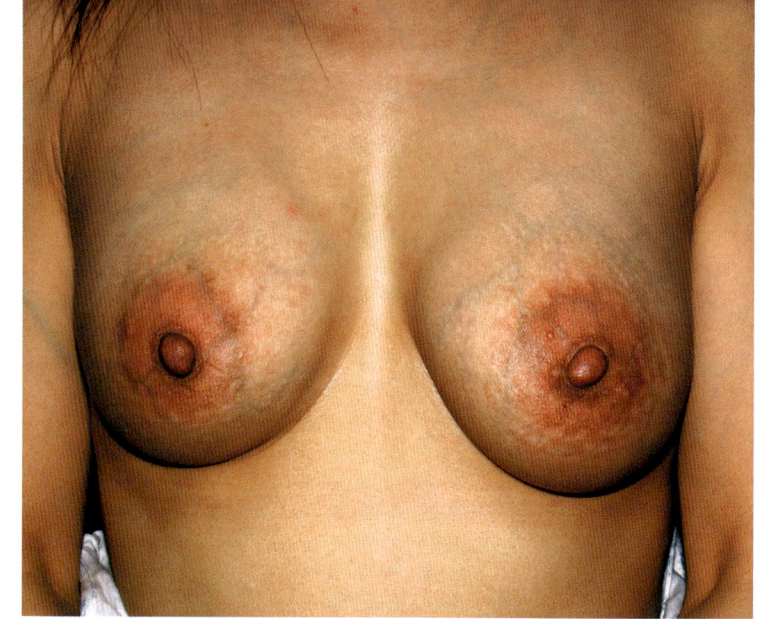

Comment

乳房の萎縮による下垂があるが、ある程度の大きさのインプラントを入れれば下垂していても張りが出たことを喜ばれる。皮膚の緩みが余剰であるがフラットなマウントのため乳頭・乳房の偏位は少ない。

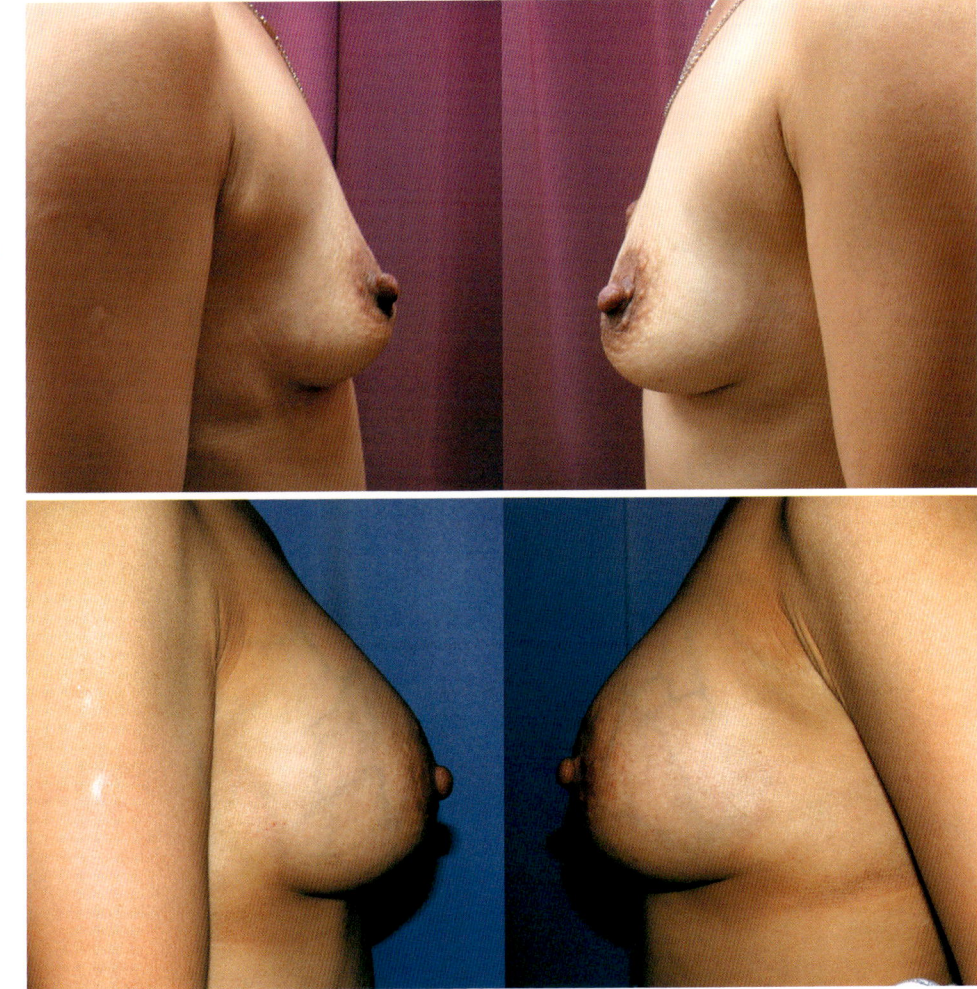

術前

術後

CASE 32　☐ △　Round 200cc

（48歳、術後2年6カ月）

Patient evaluation

皮膚の緩み：余剰

N-IMF（標準6cm）：短い

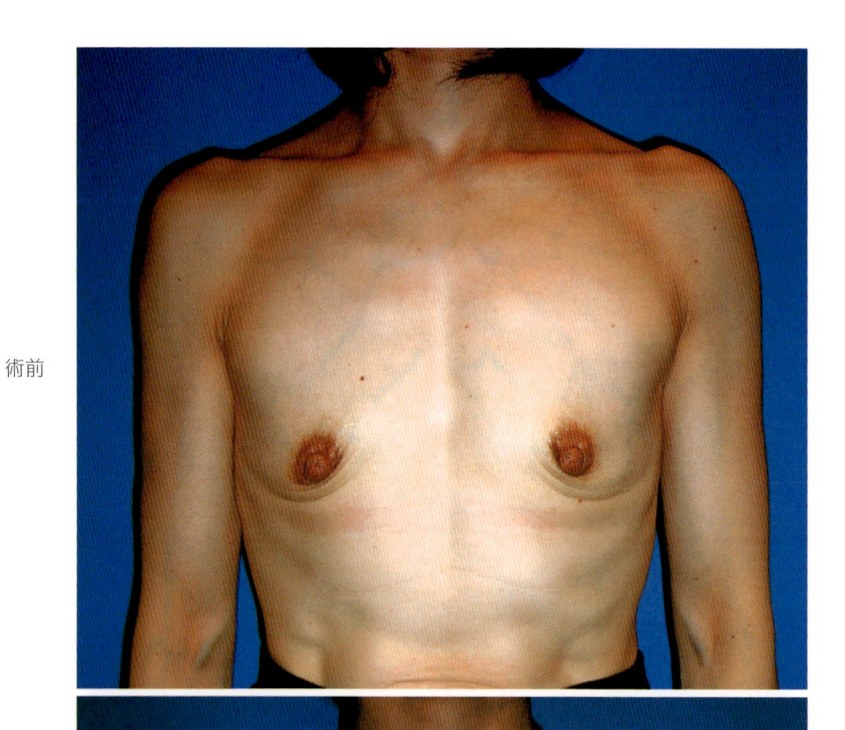

術前

術後

Comment

乳房の萎縮がありIMFもわかりにくいが、マウントはflatで皮膚の緩みもあるためroundの200ccでもバランスがよい。

しかし、左のインプラントの上縁が若干折れて被膜拘縮を起こしてしまった。

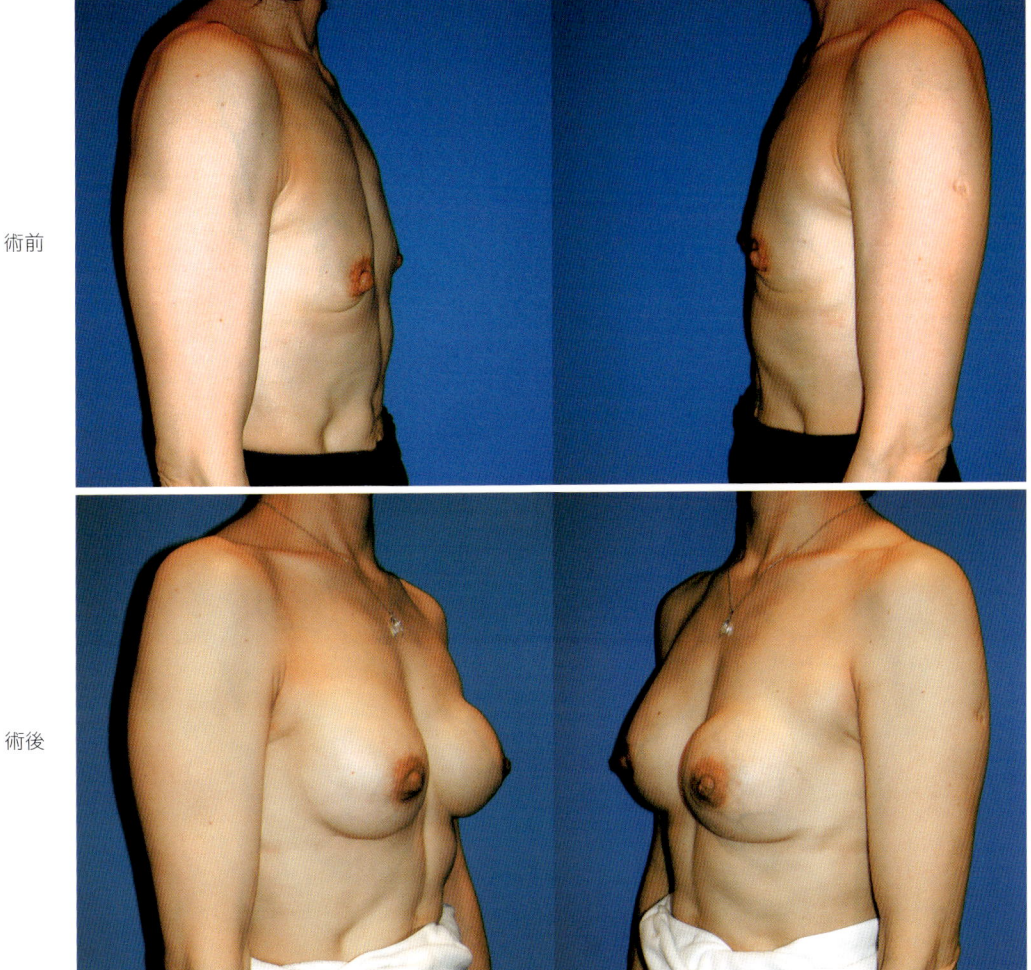

術前

術後

CASE 33　▭　△　　　Round 160cc

（49歳、術後9カ月）

Patient evaluation
皮膚の緩み：余剰
N-IMF（標準6cm）：短い

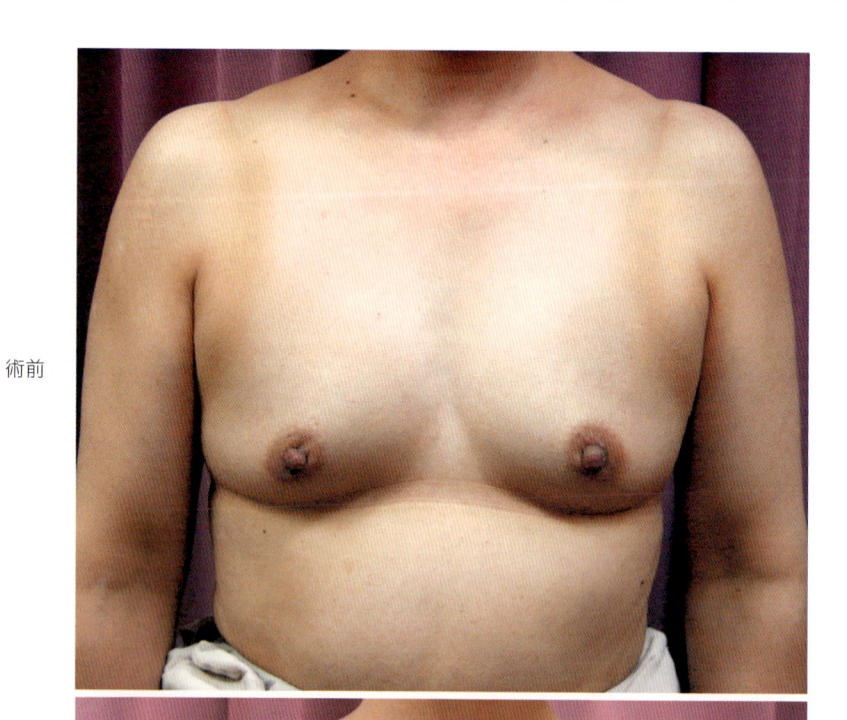

術前

術後

Comment

160 cc というサイズがやや不足気味であったと思われる。思い切って Full Height, Full Projection を選びたいところだが、患者の大きさの要求との兼合いからこういう選択となった。

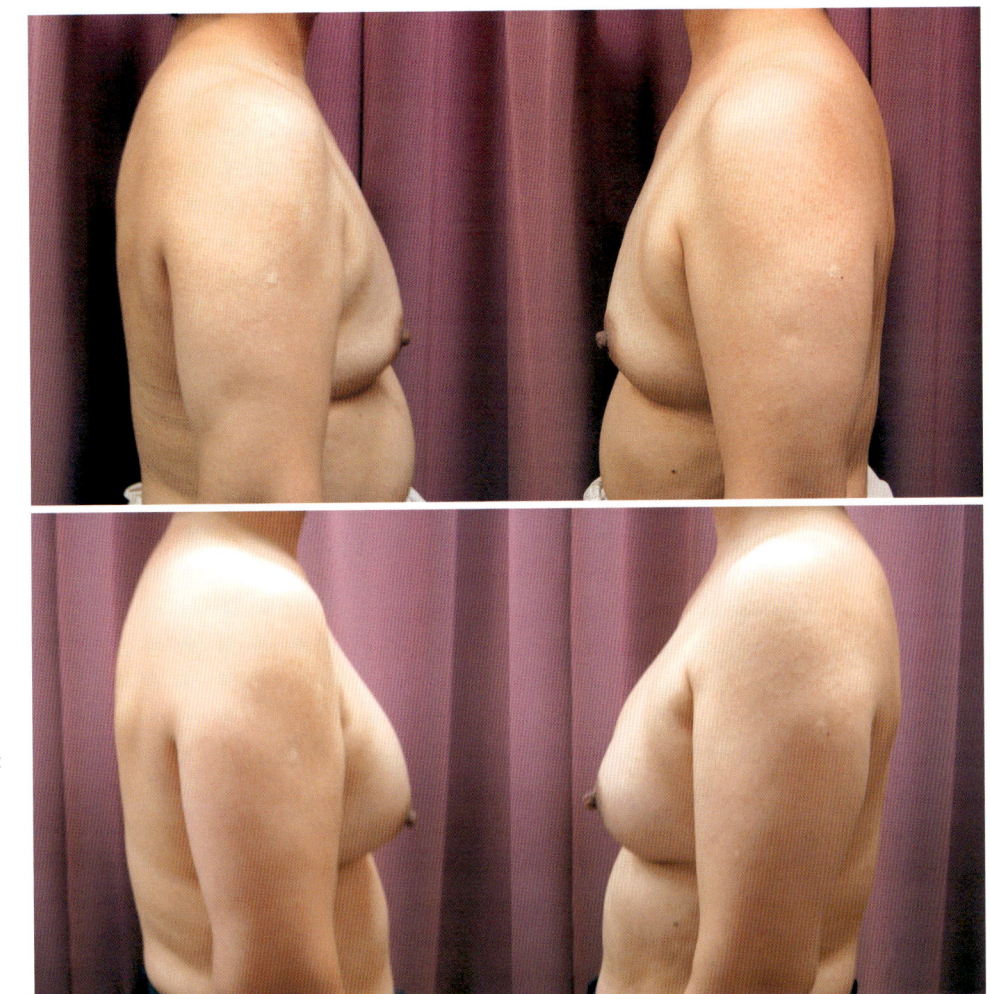

術前

術後

CASE 34 □ △　Anatomical
Rt：FM 270cc　Lt：FL 160cc
（44歳、術後1年）

Patient evaluation

皮膚の緩み：不足

N-IMF（標準6cm）：普通

漏斗胸：肋骨・胸骨拳上後

術前

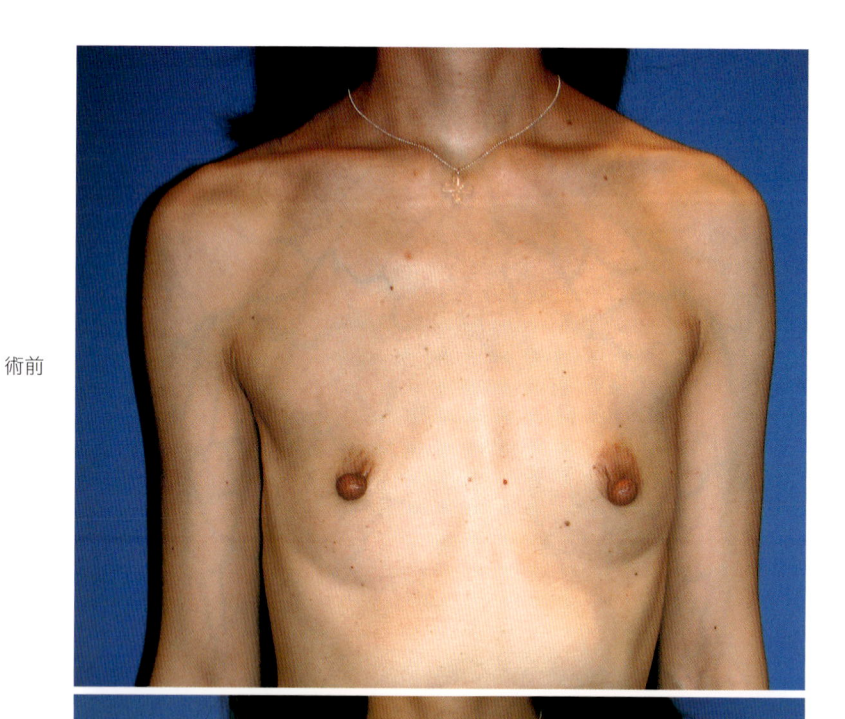

術後

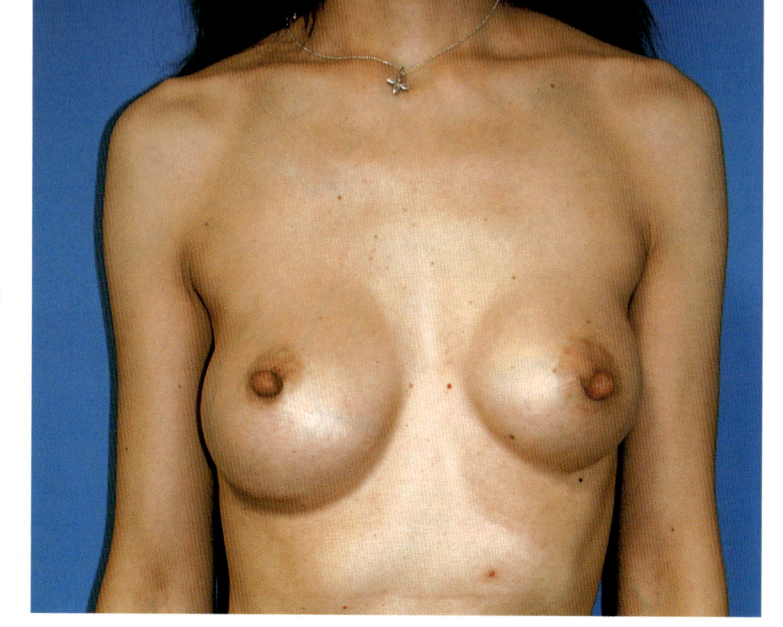

Comment

肋骨・胸骨挙上をして漏斗胸は目立たなくなっているが、右の上方が低い。

左右のインプラントの大きさを変えて豊胸した。乳頭の高さは合っているが、インプラントの重みの違いのため IMF の高さが著明に違ってしまった。

術前

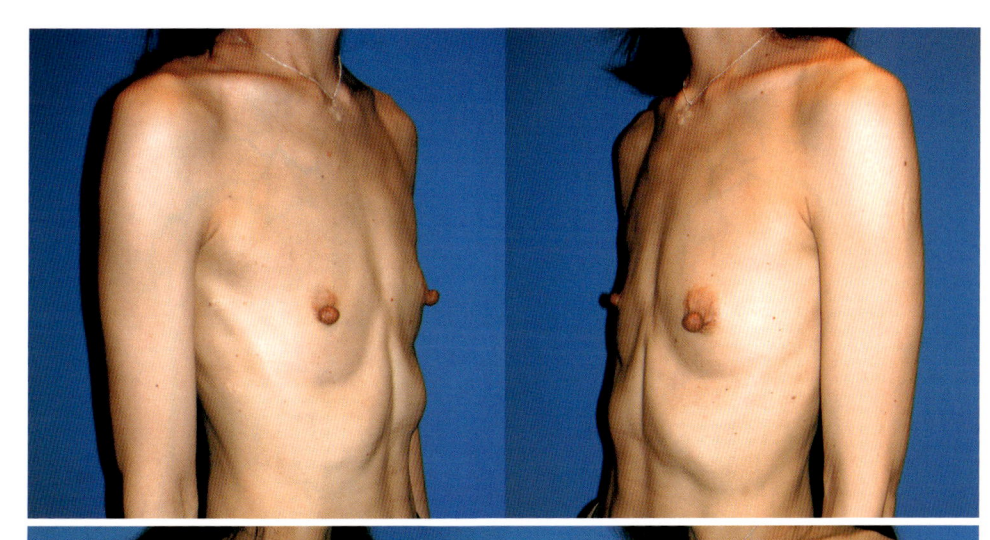

術後

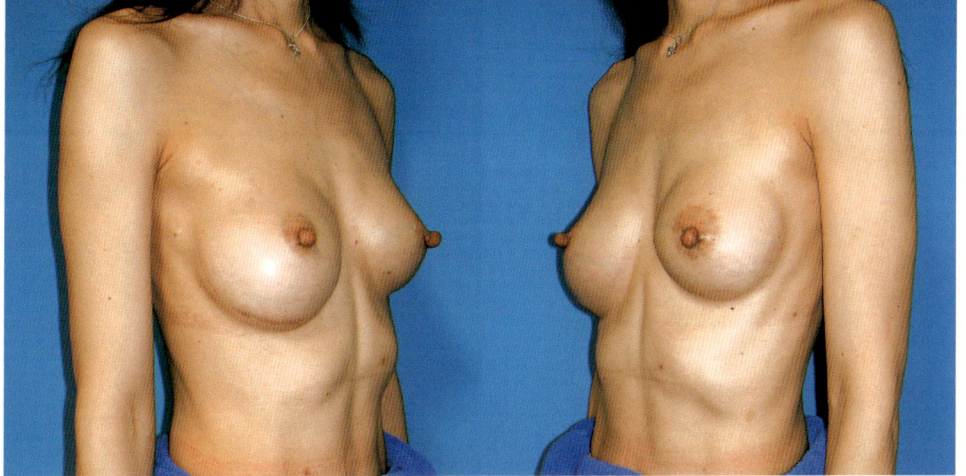

CASE 35 □ △ Round 200cc

（39歳、術後1年3カ月）

Patient evaluation
皮膚の緩み：不足
N-IMF（標準6cm）：無

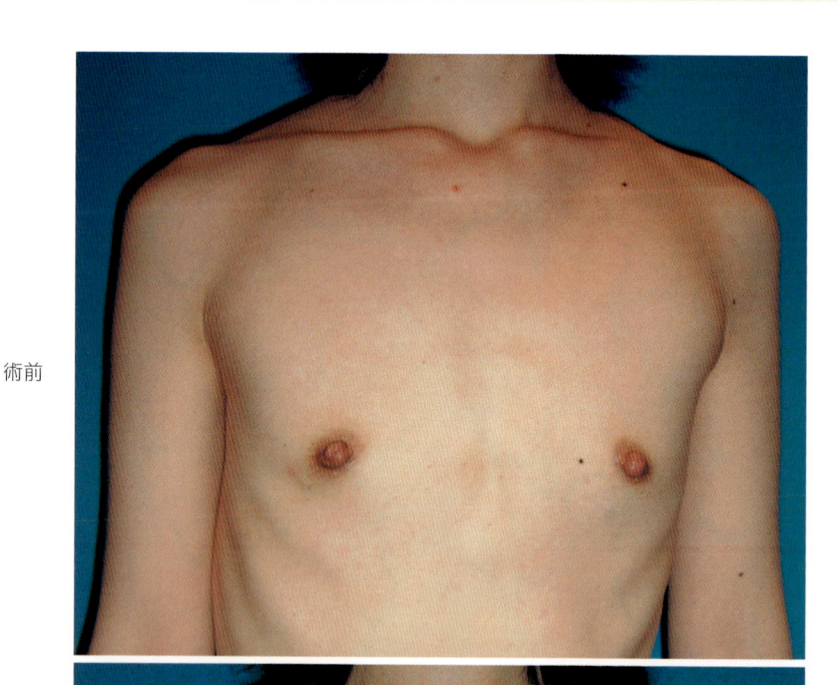

術前

術後

Comment

皮膚の緩みが不足しているが、乳頭乳房がバランスよく増大された。

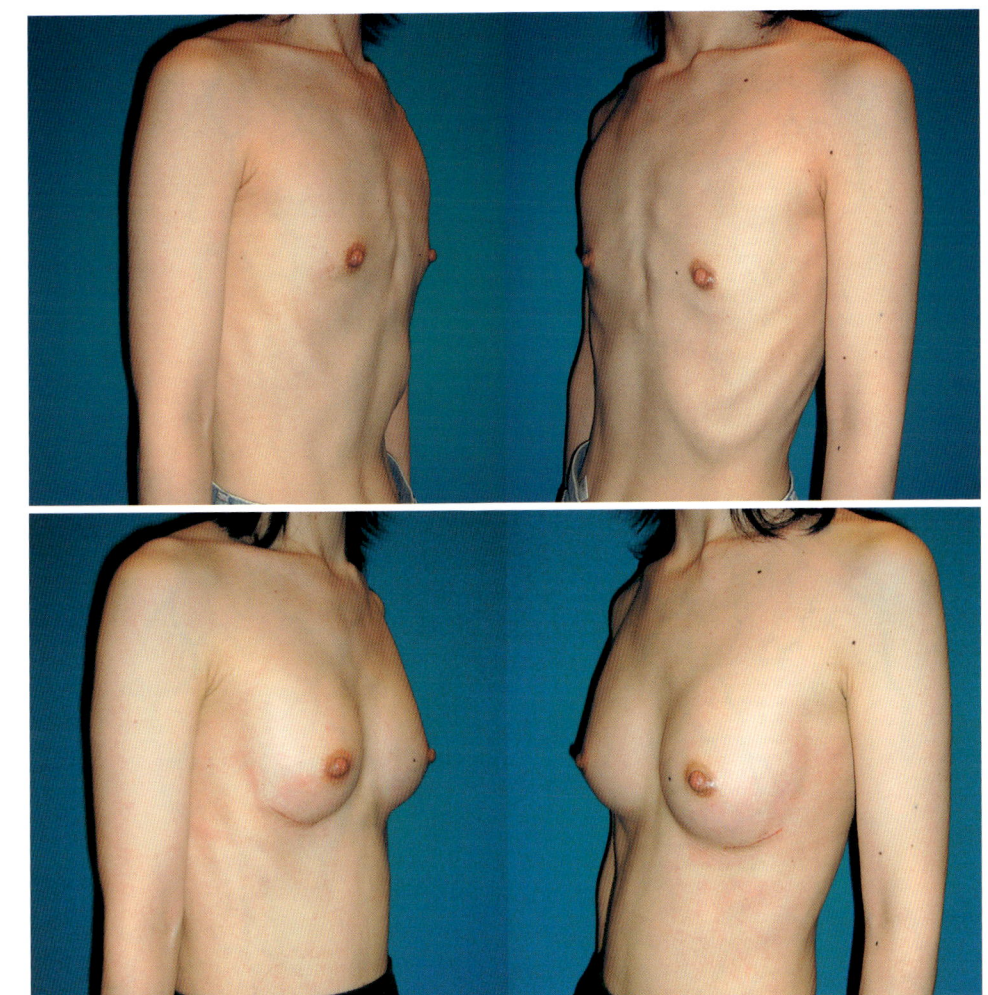

術前

術後

CASE 36 □ △　　Anatomical MF 225cc

（40歳、術後1年）

Patient evaluation

皮膚の緩み：普通

N-IMF（標準6cm）：短い

術前

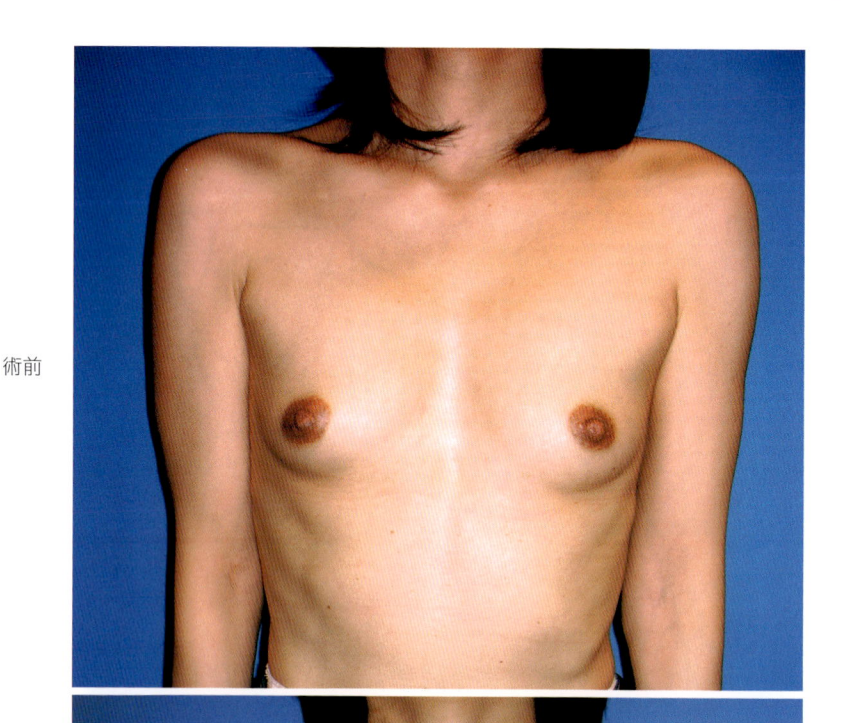

術後

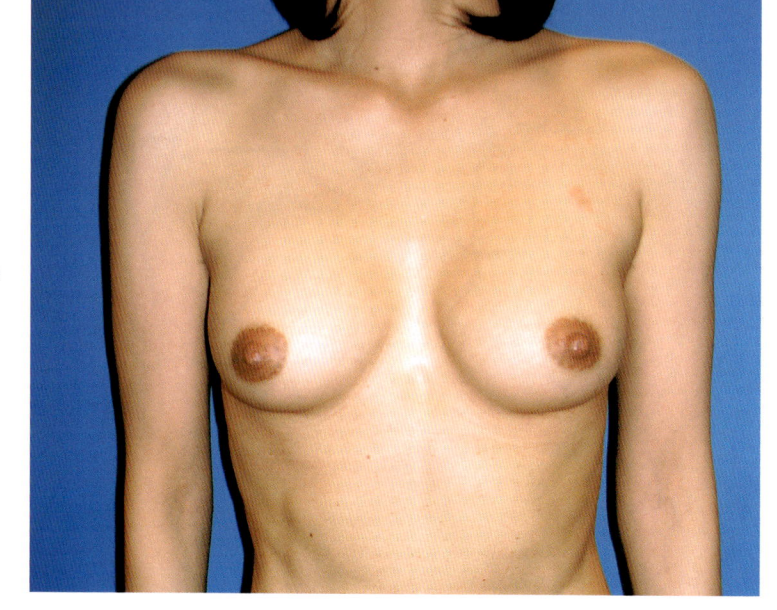

Comment

Moderate Height Full Projection 225cc で厚みを出した。そのわりには乳頭の開きは悪化していない。スロープもきれいに仕上がっている。

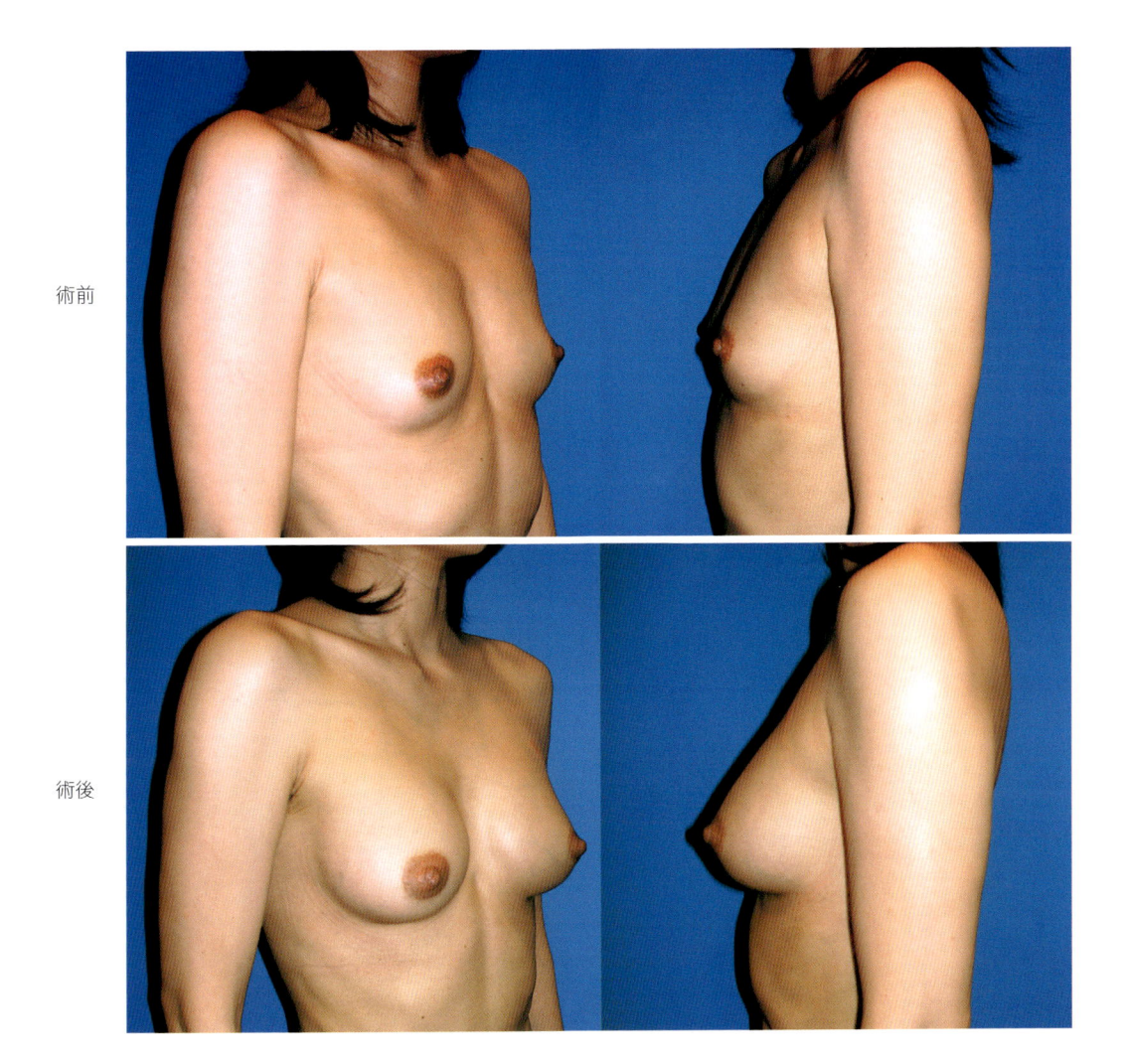

術前

術後

CASE 37

Anatomical ML 195cc

（19歳、術後4カ月）

Patient evaluation

皮膚の緩み：普通

N-IMF（標準6cm）：普通

術前

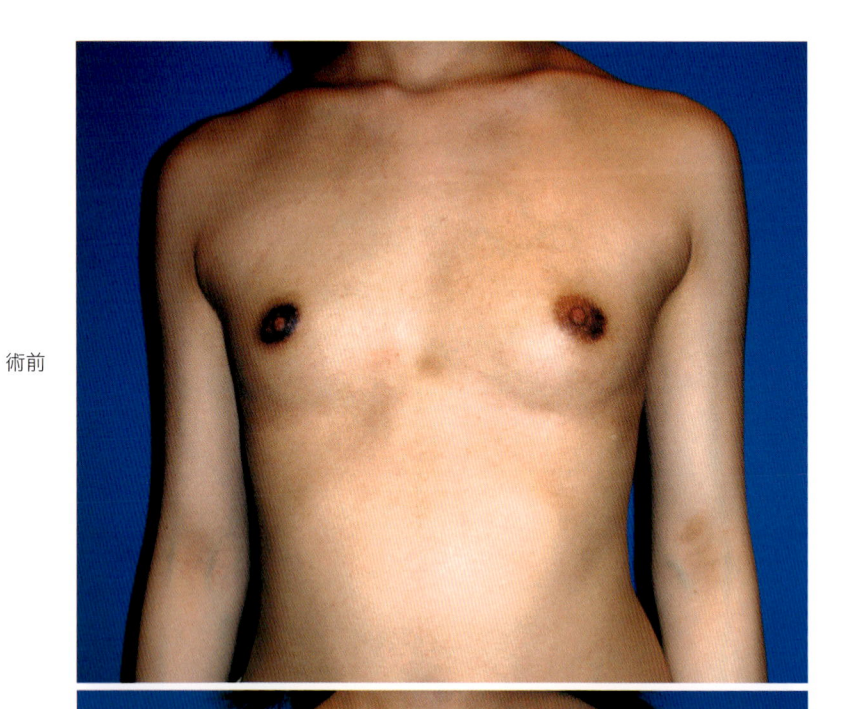

術後

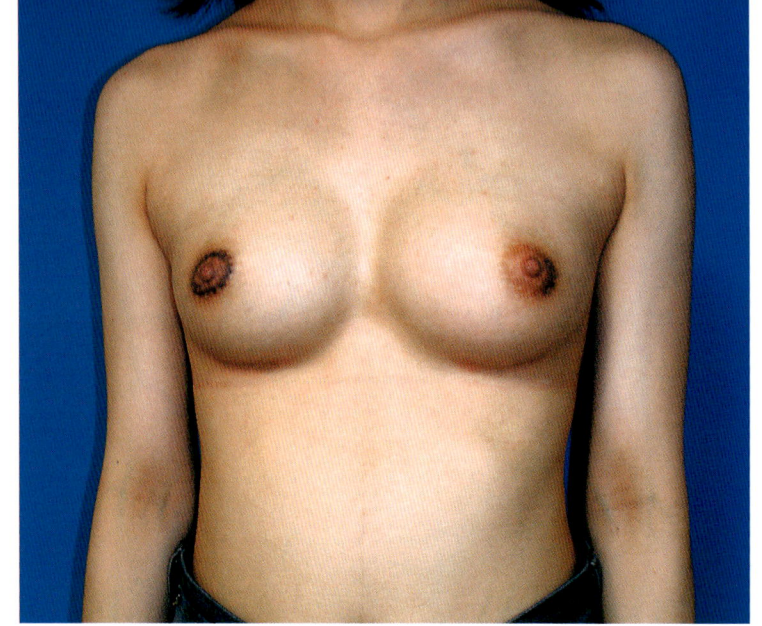

Comment

　Moderate Height の Low Projection 195cc を選択した。正面、側面像とも良好である。乳頭の開きが、極端に広がっていないのはマウントが flat のせいである。

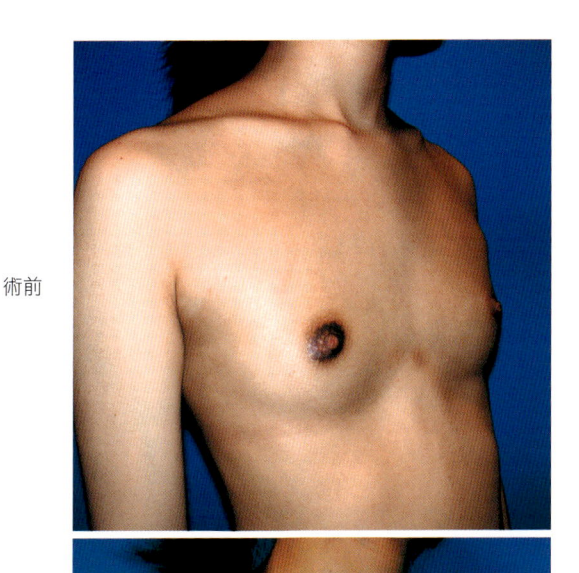

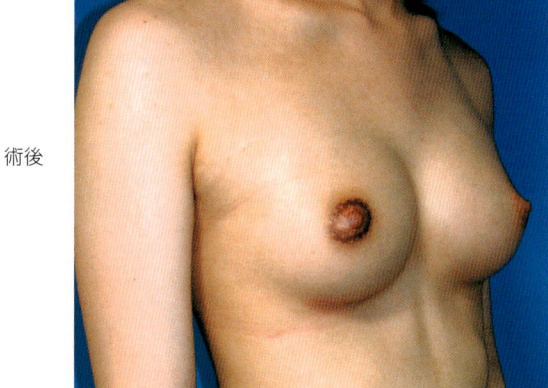

術前

術後

CASE 38 □ △ Round 240cc

(40歳、術後1年1カ月)

Patient evaluation
皮膚の緩み：普通
N-IMF（標準6cm）：普通

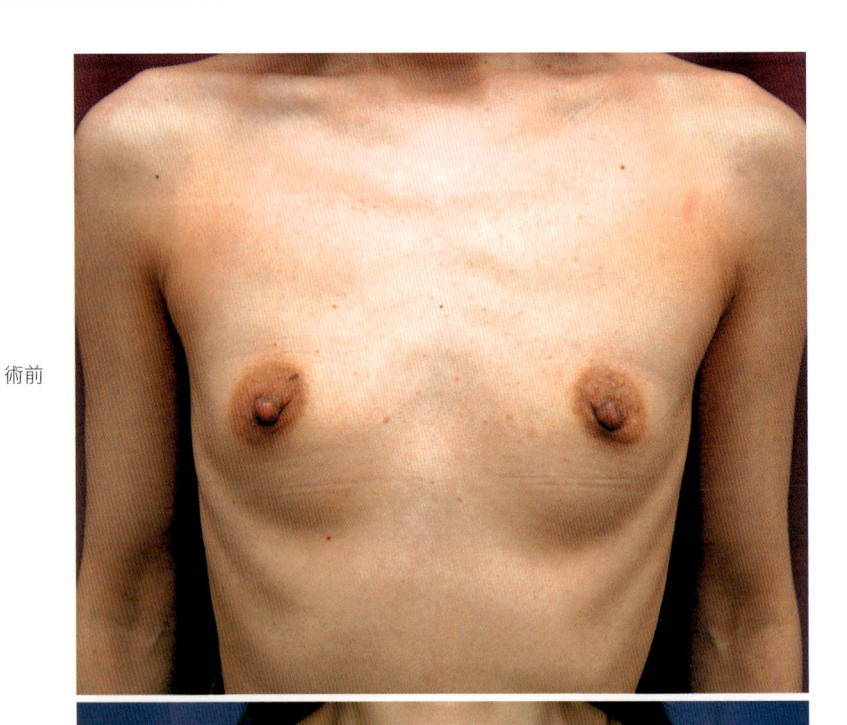

術前

術後

Comment

　マウントは flat で皮膚の緩みが若干少ないが、不足とまではいかないため、バランスよく増大されている。

　スロープをみると 240cc が限度と思われる。

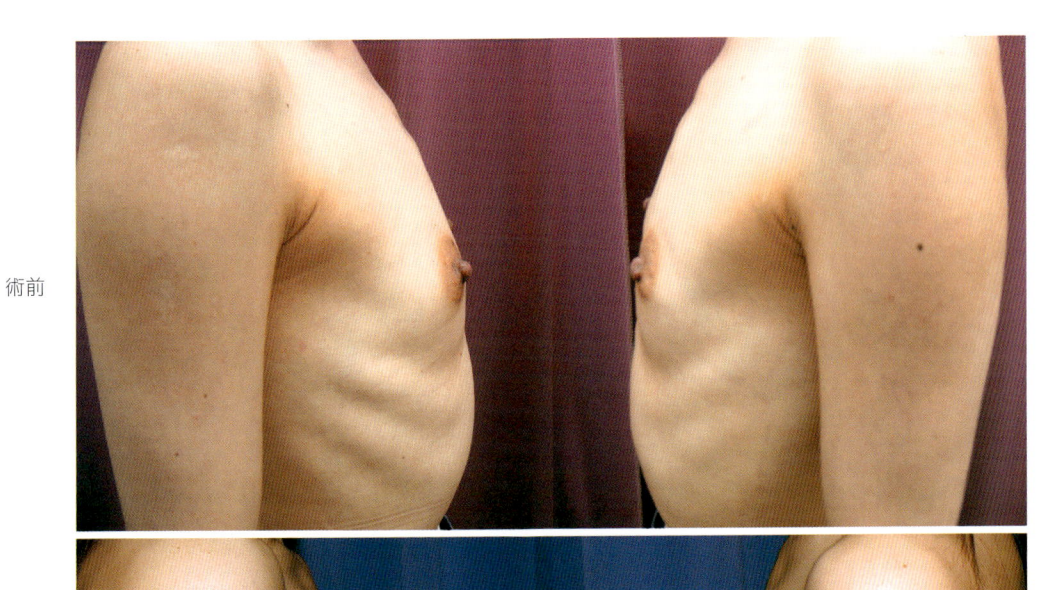

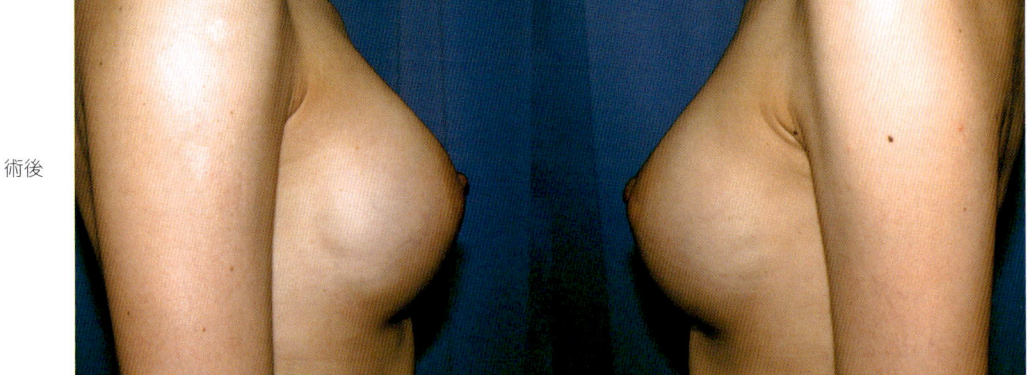

術前

術後

CASE 39

□ △

Round 180cc

（19歳、術後2年1カ月）

Patient evaluation

皮膚の緩み：普通

N-IMF（標準6cm）：短い

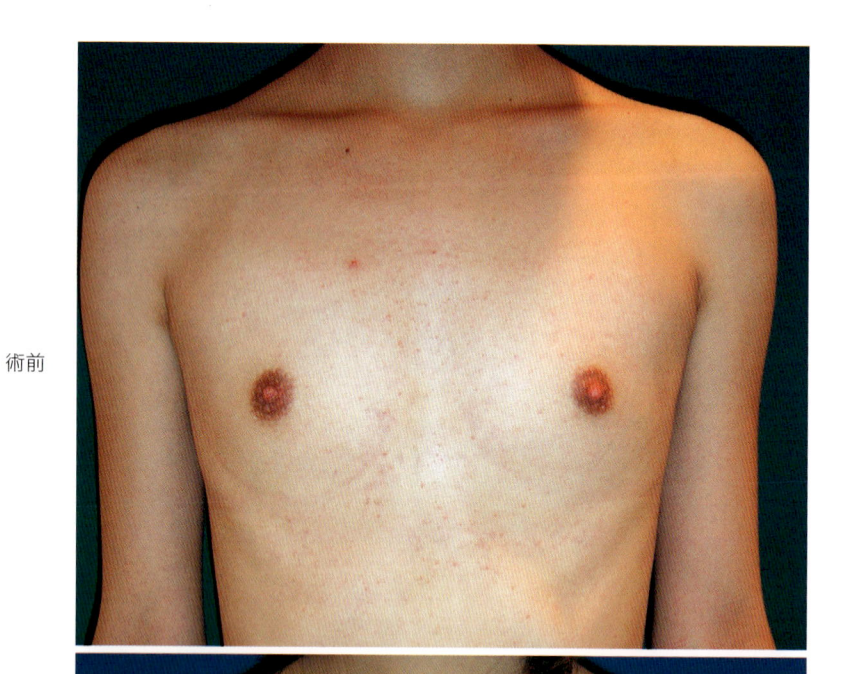

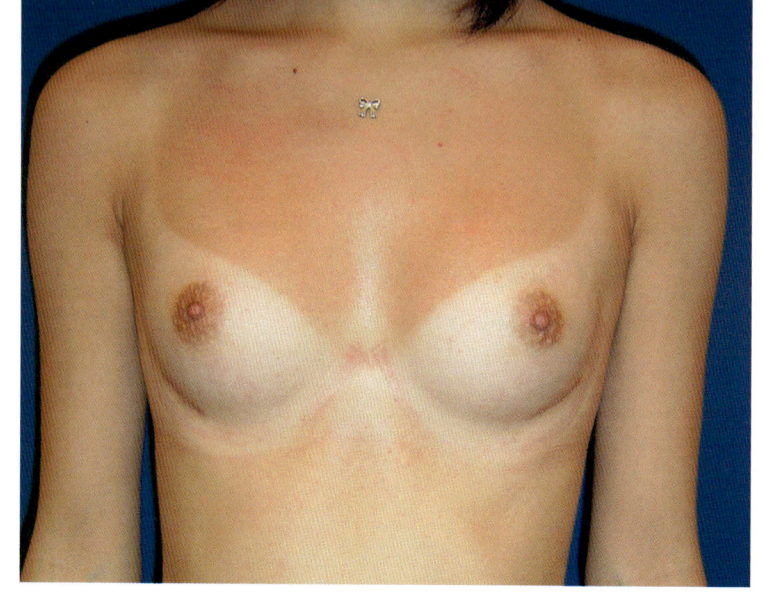

術前

術後

Comment

乳頭・乳房の偏位も少なくバランスのよい仕上がりとなった。

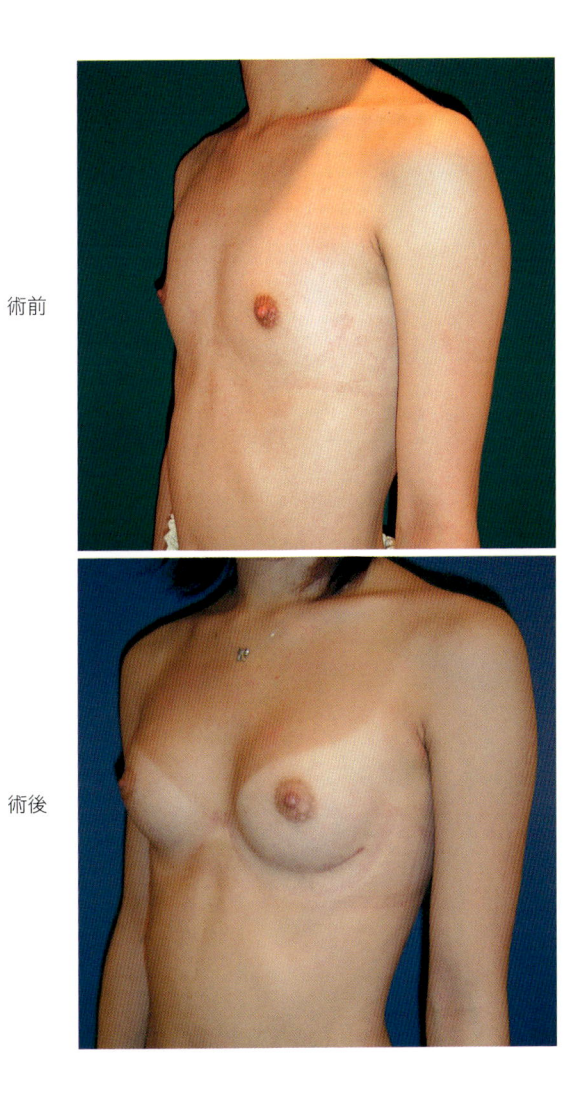

術前

術後

CASE 40 凹 △　　Round 180cc

（31歳、術後6カ月）

Patient evaluation

　皮膚の緩み：普通
　N-IMF（標準6cm）：短い

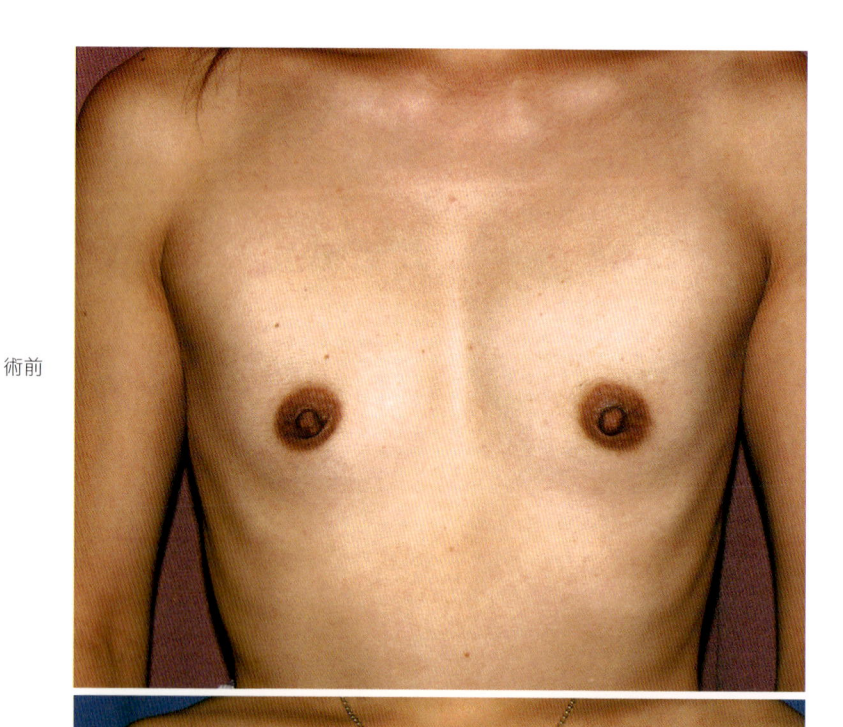

術前

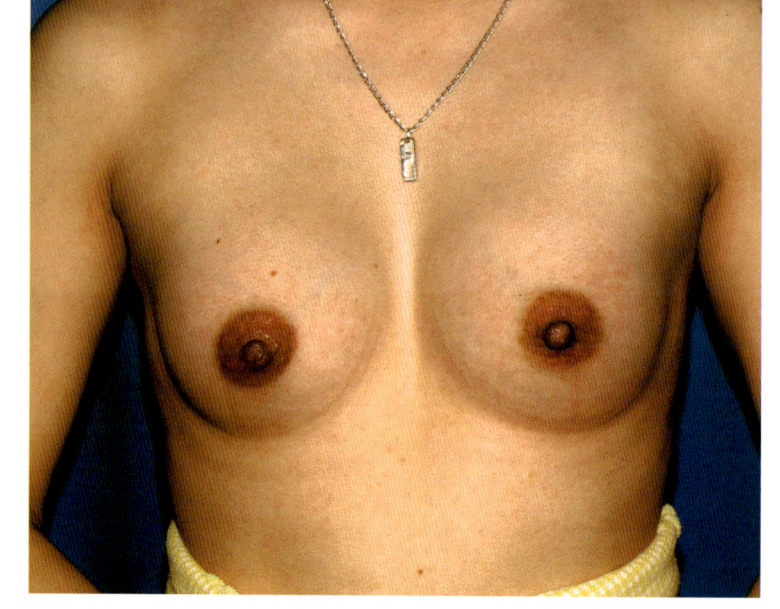

術後

Comment

マウント凹が強く、漏斗胸気味。IMF もわかりにくい。

Round の 180cc を選択し自然な感じにはできているが、右の N–IMF が短かくなってしまった。

スロープの段差が若干わかるが乳頭の移動は少なくすんだ。

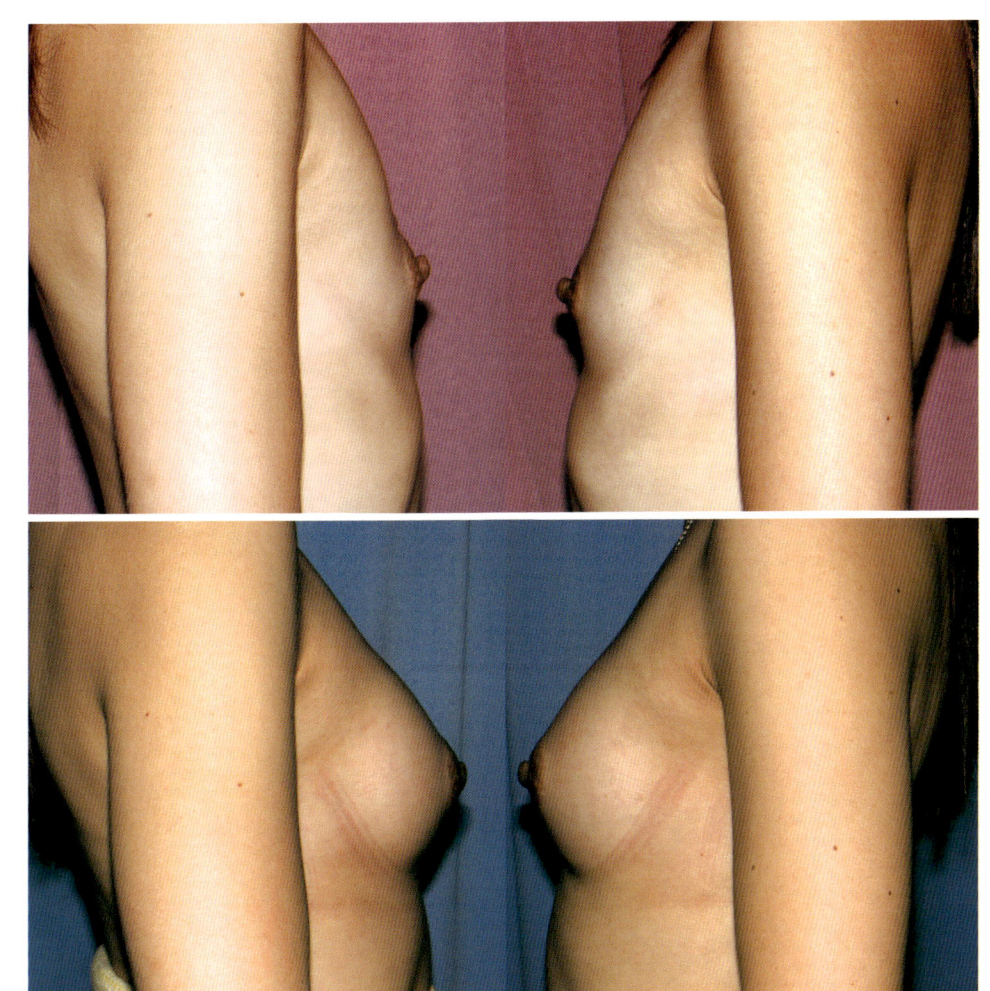

術前

術後

CASE 41 凹△ Round 160cc

(31歳、術後1カ月)

Patient evaluation
皮膚の緩み：不足
N-IMF（標準6cm）：短い

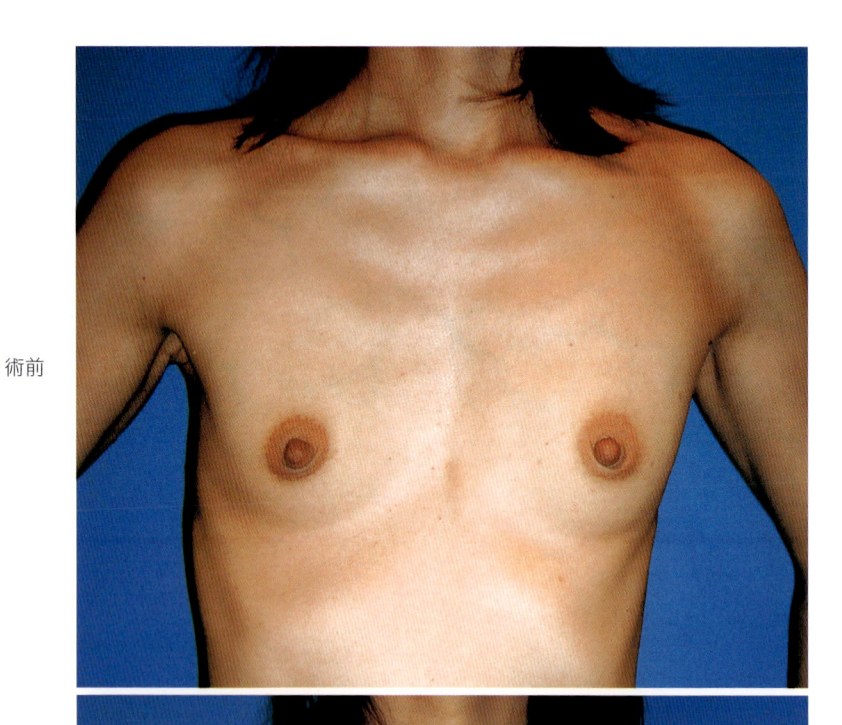

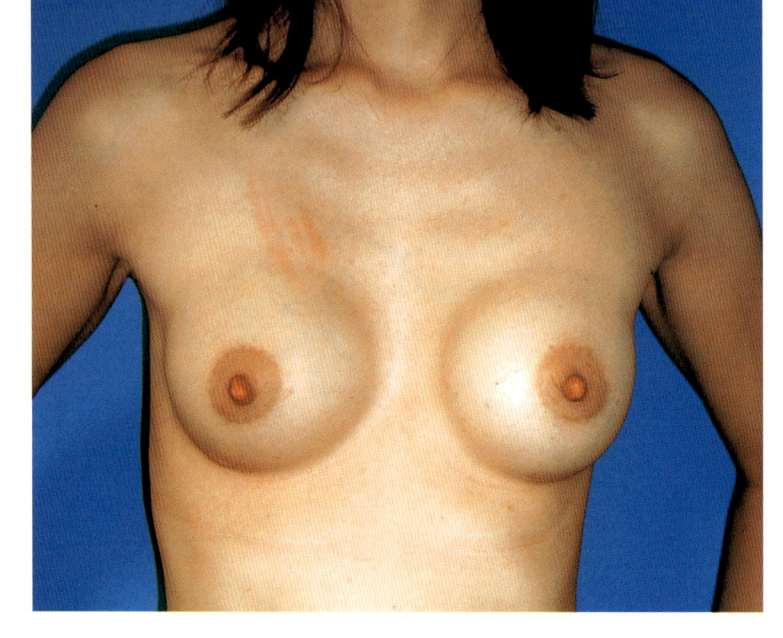

術前

術後

Comment

マウントがかなり凹。

　Moderate projection の round を使用した。皮膚の緩みの不足があるため、round だとどうしてもスロープが凸になりやすい。乳頭位置の変化は少なくすんだが、谷間が強調されすぎたか。

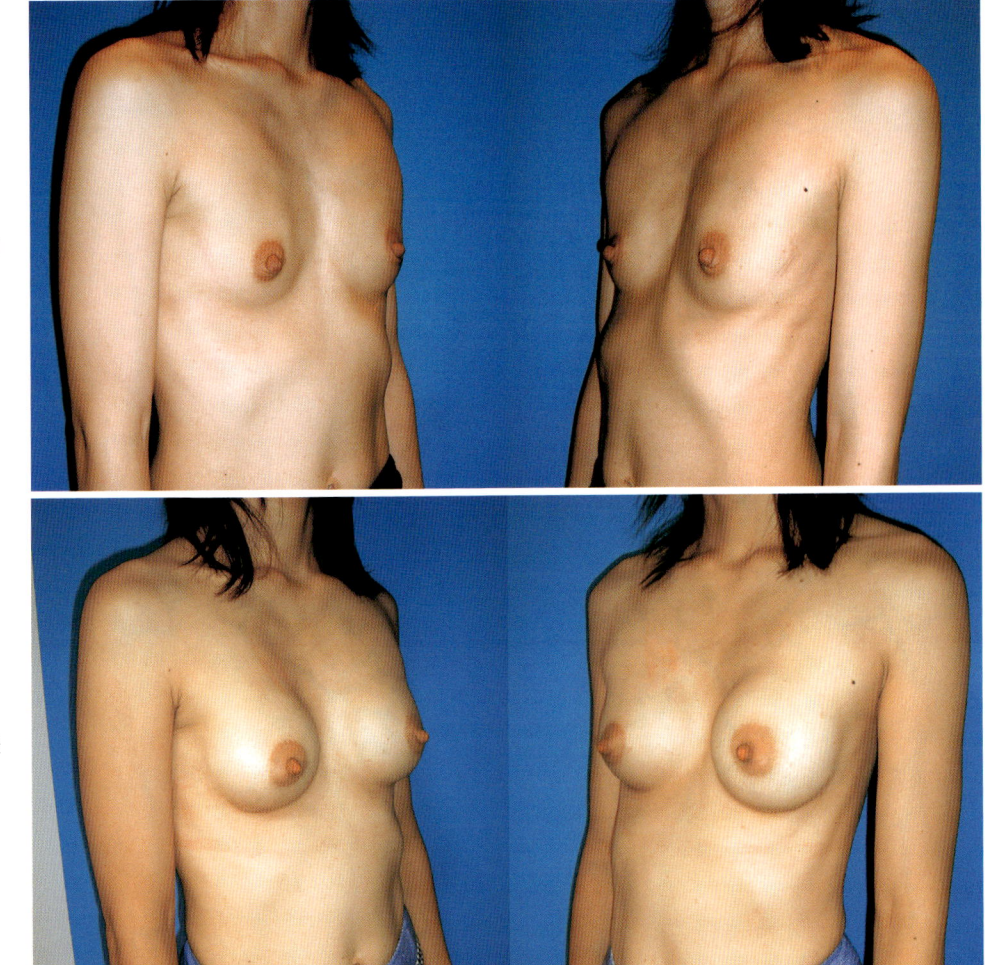

術前

術後

CASE 42　凹 △　Anatomical ML 170cc

（44歳、術後6カ月）

Patient evaluation

皮膚の緩み：普通

N-IMF（標準6cm）：無

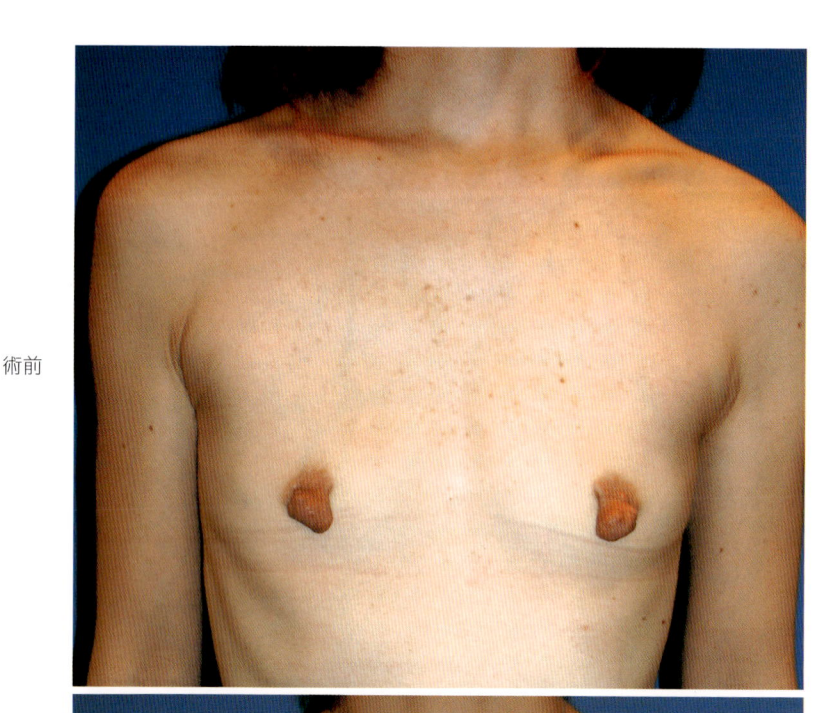

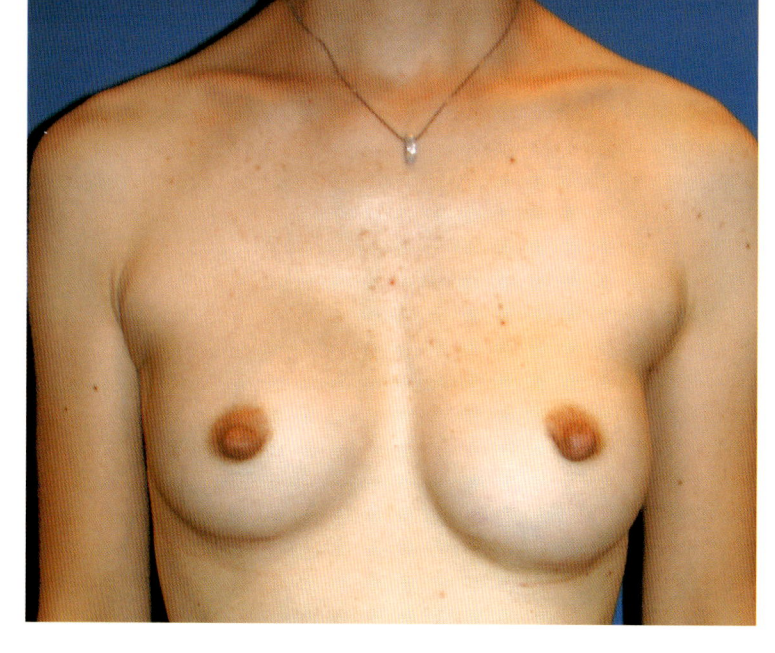

術前

術後

Comment

IMFは消失気味。内側の隆起が不自然にならないような高さということでLow projectionの170cc、SN-Nトライアングルは長いのでModerate Heightを選択した。左のN-IMFが長くなってしまったが、全体的にはよい。

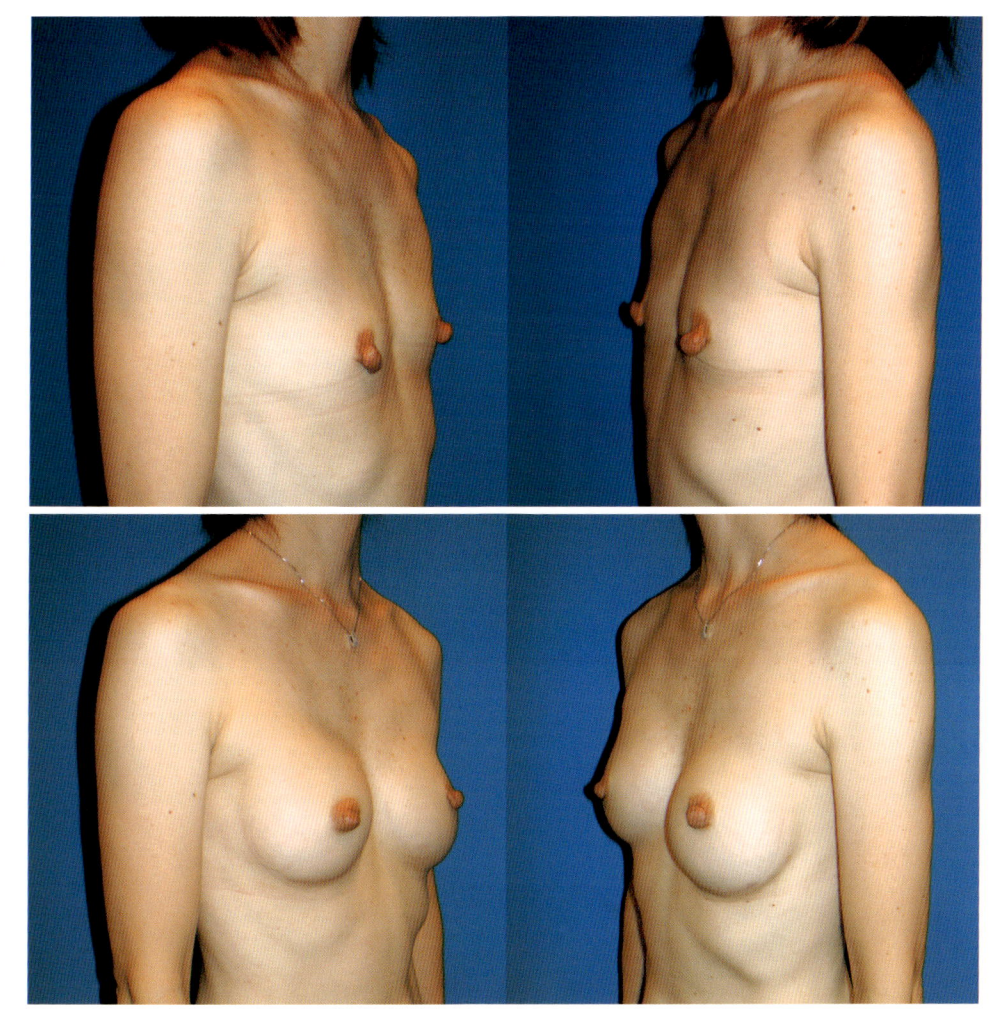

術前

術後

CASE 43 凹 △

Anatomical LM 140cc

（31歳、術後1年）

Patient evaluation

皮膚の緩み：不足

N-IMF（標準6cm）：普通

漏斗胸：プレート術後

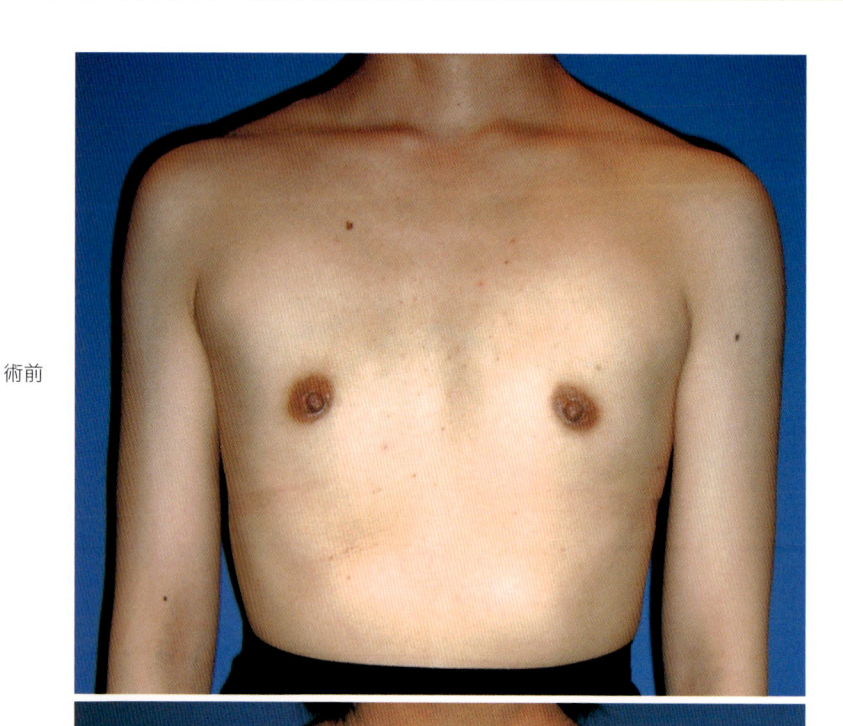

術前

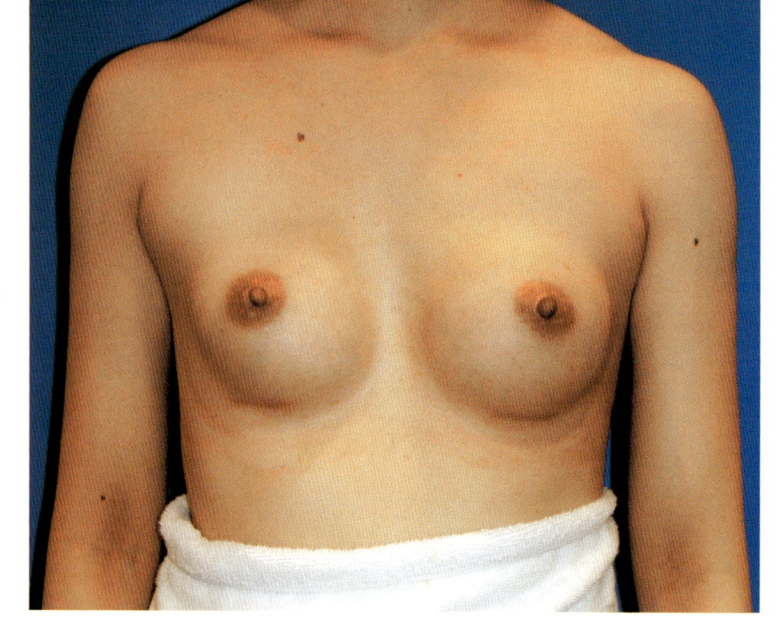

術後

Comment

　皮膚の緩みが不足していると、インプラントは少しでも緩んでいる方に移動し、被膜を形成する傾向にある。この例では Low Height Moderate Projection の140ccを用いているが、右側のインプラントが7時の方向へ回転しそのまま固定している。本人は気にしていないが、このまま被膜拘縮が顕著になると re-ope も考慮する必要がある。

　これ以上大きいサイズだと、谷間が強く出すぎるかもしれない。

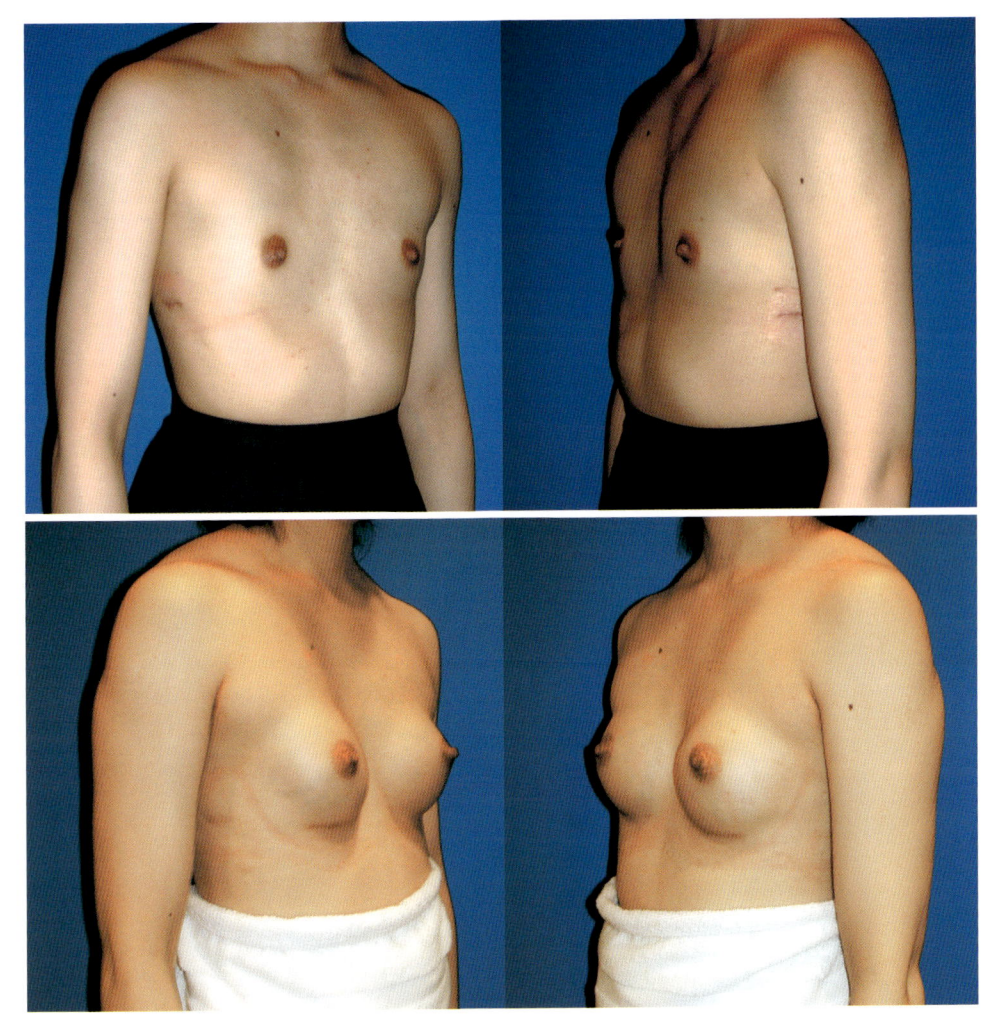

術前

術後

CASE 44 凹 △

Anatomical
Rt：FM 180cc　Lt：FL 140cc

（24歳、術後1年）

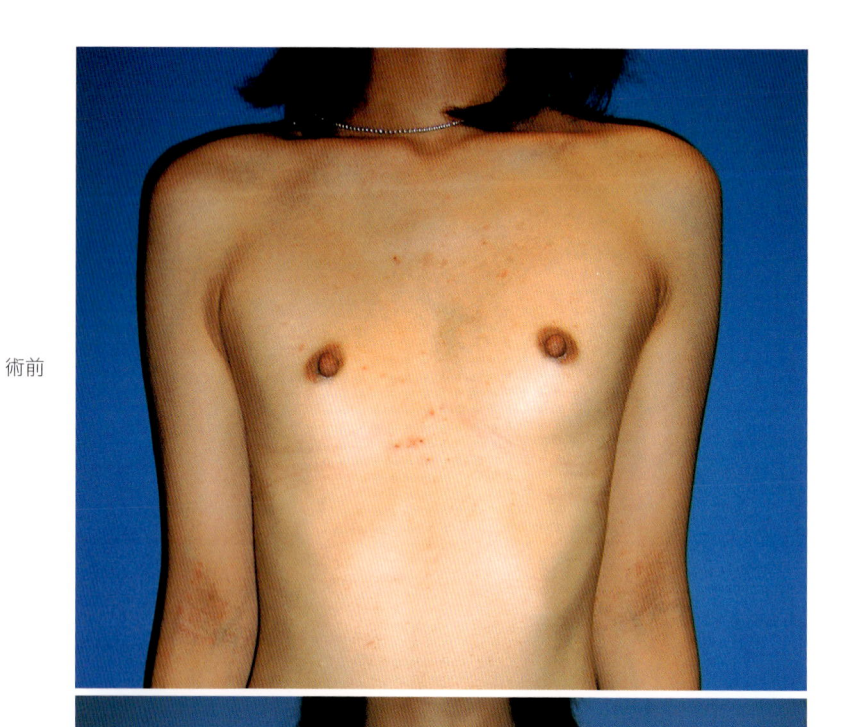

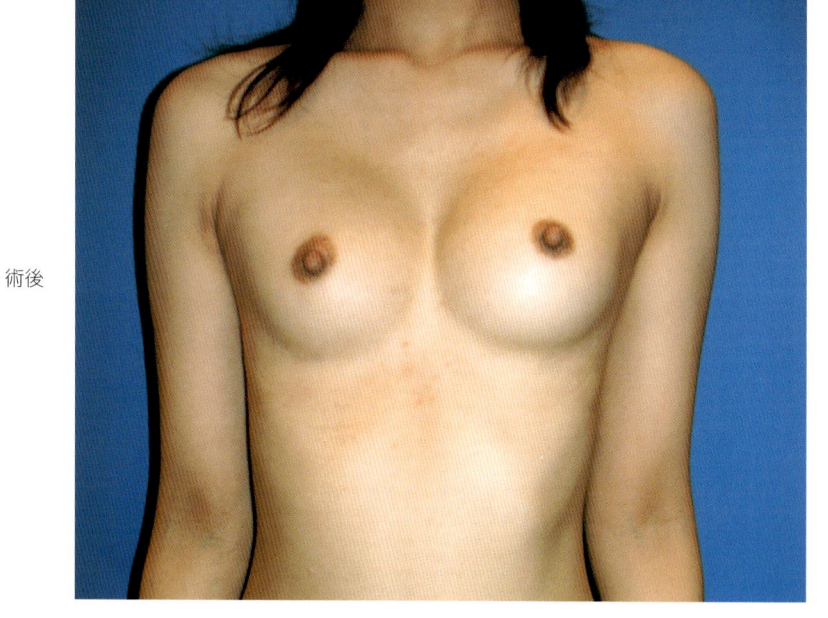

Patient evaluation

皮膚の緩み：不足

N-IMF（標準6cm）：普通

漏斗胸：マウントに左右差がある

術前

術後

Comment

左右のマウントの高さの差があり異なったサイズを用いた。
大胸筋が発達しているので Full height としている。

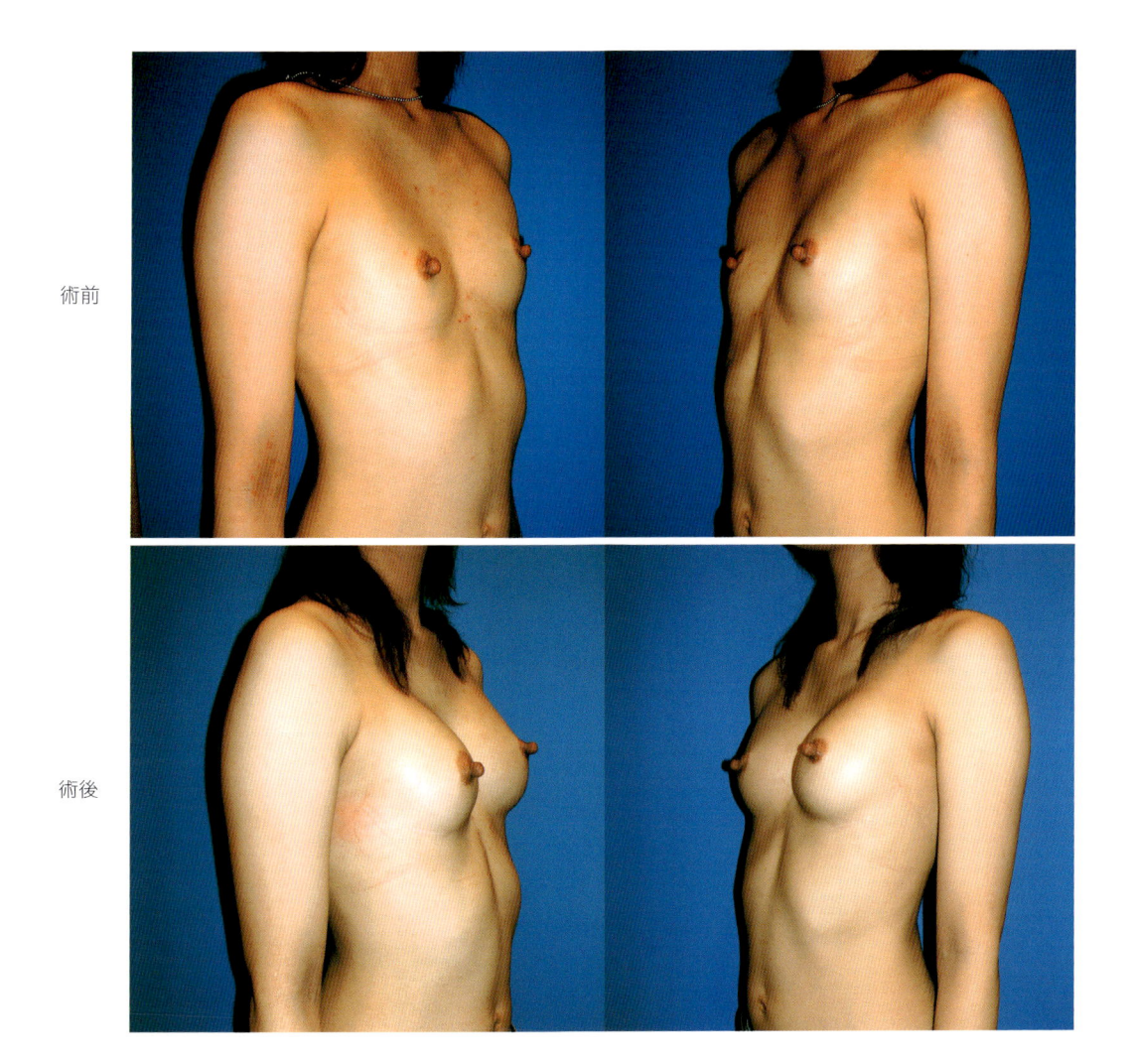

術前

術後

著者紹介

美容塾

菅原康志（自治医科大学形成外科教授）

1986年香川医科大学卒業後、東京大学形成外科に入局。長庚記念医院（台湾）、Göteborg大学（Sweden）留学を経て、2007年より現職。杏林大学医学部非常勤講師、医学博士。日本形成外科学会専門医。
著書に「すぐに使える骨切り術の技（テク）　インストラクションクラニオサージャリー」「同シリーズ　フェイシャルフラクチャー」（克誠堂出版）、また形成外科アドバンスシリーズ（同社）にも多数執筆。

福田慶三（ヴェリテクリニック銀座院長）

1985年名古屋大学医学部卒業後、名古屋大学形成外科に入局。Mayo Clinic（USA）、Institute for Craniofacial and Reconstructive Surgery（USA）、Providence Hospital（USA）留学、小牧市民病院形成外科部長、愛知医科大学形成外科講師を経て、2004年10月より現職。医学博士。日本形成外科学会専門医。

岩平佳子（医療法人社団ブレストサージャリークリニック院長）

1984年東邦大学卒業後、東大学形成外科に入局。ベルギー大学（Belgium）、Miami大学（USA）、Emory大学（USA）留学を経て、2003年より現職。東邦大学医学部客員講師、医学博士。日本形成外科学会専門医。
著書に「乳房再建術―スペシャリストの技のすべて」（南山堂）「ブラックジャックになりたくて―形成外科医26の物語」（NHK出版）、また形成外科アドバンスシリーズ（克誠堂出版）にも多数執筆。

セレクト美容塾・乳房

〈検印省略〉

2008年4月1日　第1版第1刷発行

定価（本体 11,000 円＋税）

著　者　美　容　塾
発行者　今　井　　良
発行所　克誠堂出版株式会社

〒 113-0033　東京都文京区本郷 3-23-5-202
電話（03）3811-0995　振替 00180-0-196804
URL http://www.kokuseido.co.jp

ISBN978-4-7719-0332-6 C3047 ￥11,000E　印刷:株式会社シナノ
Printed in Japan Ⓒ kosmetik skola, 2008

・本書の複製権・翻訳権・上映権・譲渡権・公衆送信権（送信可能化権を含む）は克誠堂出版株式会社が保有します。
・JCLS〈(株)日本著作出版権管理システム委託出版物〉
本書の無断複製は著作権上での例外を除き禁じられています。複写される場合は、そのつど事前に(株)日本著作権出版管理システム（電話 03-3817-5670, FAX 03-3815-8199）の許諾を得てください。